あなたとわたしの境界線
── 自分の人生を生きる ──

心理カウンセラー
久遠ナオミ [著]

成文堂

「ごめんなさい……僕（私）はずっとあなたを苦しめていたんだね……
　　私（僕）はあなたを理解することがずっとできなかったよ……」
もしも、人間の世界が三次元、四次元であるのなら、あなたは何次元の
　　　　　世界に住んでいるのでしょうか…
もしも、星の王子様のようにたった一人で生活できる星があったら、
あなたの星はどこにあるのですか……その星はきっとあなたしか知ら
ない世界で満たされているのでしょうね。そこを覗いて一緒に感じる
　　ことは、やっぱり私には難しいことなのかもしれない……

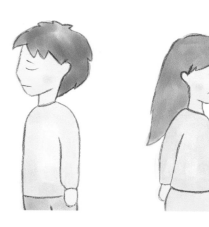

はしがき

　私はカウンセラーとして長く業務に携わっていますが、近年、大人の「発達障害」、具体的には「アスペルガー症候群」「ADHD」「カサンドラ症候群」などに関する相談が急激に増え、今では全体のカウンセリングのおよそ７割を占めています。その相談内容は、相談者自身がこれら「発達障害」に苦しんでいるというものから、相談者がパートナー（配偶者や恋人）、子ども、親、ときには職場の上司や部下など周りの人のこれら「発達障害」に苦しめられているというものまで多様です。

　この「発達障害」は一般的にも急激に認知され始めています。その結果、こんなに「発達障害」に関して悩んでいる方々が多くいる一方で、この「発達障害」という言葉が、ときには「アスペルガー症候群」などという具体的名称までもが、正確な理解を伴わないまま「独り歩き」をし、軽い気持ちで「悪口」として使われたり、「差別的」な意味合いで使用されたり、という本来あってはならない状況があります。

　そのために、現実に「発達障害」を抱える人たちをはじめ、彼（彼女）らのパートナーや周りの人たちが、「発達障害」＝悪いもの、絶望的なものなどと捉え、前に進めなくなってしまっているような状況もよく目にします。これはとても悲しいことです。

　確かに、「発達障害」は生まれつきのもので、その症状を完

全になくすことはできません。しかし、「発達障害」を抱えた方自身の努力で、そしてパートナーや周りの人たちの努力や思いやりで環境を整えてあげることによって乗り越えることはできます。

　「発達障害」は人によって千差万別で、乗り越えるための「マニュアル」は存在しません。一人一人が自分にまたはパートナーや周りの人に合った乗り越え方を見つけて欲しいのです。一人のカウンセラーとして、そのための力になれることは大きな喜びであり、カウンセラーとしての存在価値であると思っています。

　私は、この本を通じて、「発達障害」＝悪いもの、絶望的なものというイメージや「独り歩き」した言葉に惑わされ、生き方を見失ってしまっている人たちに、「発達障害」が「乗り越えられる」ものであることを伝え、ほんの少しでも前を向いて生きていってほしいと心から願っています。

　　2020年 2 月14日
　　　　　心理カウンセラー・マリーガルカウンセラー
　　　　　　　　　久遠ナオミ

目　次

「発達障害」に関する基礎的な理解

「発達障害」とは

　一般に「発達障害」とは、アスペルガー症候群（Asperger's Syndrome）を中心とする自閉症スペクトラム症／スペクトラム障害（Autism Spectrum Disorder：以下、ASD）、注意欠如・多動性障害（Attention-Deficit/Hyperactivity Disorder：以下、ADHD）などを漠然と指していることが多く、個別の（特定の）疾患を指しているものではなく、それら疾患の総称です。名称が複数存在していて、時代によっては呼び方が異なっています。また、精神科、診療内科の診断基準としてよく用いられるのは、アメリカ精神医学会によるDSM（精神疾患の診断・統計マニュアル）であり、現在は2013年に発表された第5版（DSM-5）が刊行されています。

ASDとは

　ASD（自閉症スペクトラム症／スペクトラム障害。以下ASD）とは、アスペルガー症候群を中心とするいくつかの疾患の総称です。本書では主にこの「アスペルガー症候群」について説明をしていきます。

　なお、現在診断基準として用いられている上記DSM-5では、アスペルガー症候群はASDに包括され、個別の名称としては使用されていませんが、「いくつかの疾患の総称」としてのASDと区別するため、本書では、従前どおり、「アスペルガー症候群」の名称を用いることにします。

本書の基本的構成

　本書ではこれら「発達障害」の中でも、上記のとおりASDの中心的な疾患である「**アスペルガー症候群**」、そしてこれと併存する

こともある「**注意欠如・多動性障害（ADHD）**」、そしてこの「アスペルガー症候群」や「ADHD」の配偶者等を持つことから、そのパートナーに生じることが多い「**カサンドラ症候群**」について説明していきます。また、私がカウンセリングを行っていく中で出会った事例や実際にクライエントから聞いたお話等を交えることで、これらの症状についてできる限り具体的に、今苦しんでいる方々に理解・共感してもらえる内容となるよう努めました。

第1章

アスペルガー症候群について

　「アスペルガー症候群（Asperger's Syndrome）」とは、知的障害は伴わないものの、大きく「対人関係の障害」「常同的な行動パターン・限定された興味」を主な症状とする「発達障害」です。しかし、このように聞いても正直よくわからないしイメージしづらいと思います。そこで、ここではまず、「アスペルガー症候群」とはどのようなものなのか、その特性について具体的に見てみることにしましょう。

「対人関係の障害」

　「アスペルガー症候群」の大きな特性の一つが「対人関係の障害」です。要するに、周りの人と上手く関われないということです。どのような症状によってそうなってしまうのかをきちんと知っておく必要があります。

●対人関係の障害をもたらす症状

1　相手の立場に立って考えることが苦手

　アスペルガー症候群の人は、自分の発言や行動が他人に与え

る影響や印象等を想像することが困難です。そのため、相手の立場に立って考えられない傾向があります。無意識に（悪気はなくても）場の空気に合わない発言や行動をしてしまい、周りの人を不愉快な気持ちにさせてしまうことがあります。最近若者などの間でよく使われる「アスペ」（「アスペルガー症候群」の意）という言葉は、まさにこの「相手の気持ちがわからない」という点を差別的に、あるいは馬鹿にする意図で使われているものと考えられます。

　また、しきたりやしがらみなど、明確にルール化されていない暗黙の社会的ルールなども理解できない傾向にあります。そのため、職場などの集団での人間関係に支障をきたすことがあります。

2　自分の気持ちを表現することが苦手

　アスペルガー症候群の人は、自分の気持ちを上手く表現できない傾向にあります。このことも、相手からすると「何を考えているかわからない」と良くない感情を持たれてしまう一因となってしまいます。

　但し、この「自分の気持ちを表現できない」というのは、「単に不器用である」ことや「単に内向的である」こととの区別が非常に難しいものです。そのため、単に「不器用」である人や「内向的」である人が、「アスペルガー症候群」であると誤解されることも多くあります。これは、上記のとおり「アスペルガー症候群」が「アスペ」などと簡単にかつ正確な理解を伴わず使われるようになっていることから生じている弊害とい

えるでしょう。

「アスペルガー症候群」の症状の1つには、確かに「自分の気持ちが表現できない」こともありますが、だからといって「自分の気持ちが表現できない」人が全て「アスペルガー症候群」であるということはありません。その他の症状の有無も含めて「アスペルガー症候群」であるかどうか判断されることになります。

「アスペルガー症候群」は脳の障害を原因とする「発達障害」であり、むやみやたらに使われるべき言葉ではないことをきちんとわきまえて生活したいものです。

3　独特な言葉の使い方

アスペルガー症候群の人は、言葉の使い方が独特であることが多いため、日常会話でも文章で使うような言い回しをしたり、一般的に見ると異様な敬語の使い方をしたりします。これはおそらく、後述するようにアスペルガー症候群の人は決められた手順やスケジュールなど規則的なものへのこだわりが強いため、言語についても文章中での規則的な使い方にこだわっており、日常生活での会話でもそのようなこだわりのもとで言葉を使ってしまい、時と場合を考えた言葉の使い分け（今は日常生活での会話だからこのような言葉を選んで表現をしよう、今は文章を書いているのでこのような言葉を選んで表現をしよう）ができないために生じるものと考えられます。

このことも、話している相手からすると「この人はおかしいんじゃないか」などと思われたり、誤解される原因となってい

ます。

4　非言語的コミュニケーション
（身振りや手振り、表情など）が苦手

　アスペルガー症候群の人は、相手の言葉や発言を形式的に、字義通りに受け取ってしまう傾向があります。文脈や言外に含まれる意図を察することが苦手です。たとえば「お皿を洗ってね」と頼まれると、その言葉のとおり「お皿」だけを洗い、「お皿」でない茶碗やお椀、コップ等は洗わないなどということがあります。

　また、相手の話し方や身振り、手振り、表情などからその意図を読み取ったりすることも苦手なため、冗談やユーモアが通じないことも多くあります。中には相手の言った冗談をまさに字義通りに受け取って怒り出してしまったり、深く傷ついてしまうなど、大きな問題につながることもあります。

　このような症状から、アスペルガー症候群の人は「対人関係」に困難をきたし、「対人関係の障害」を抱えることになるのです。そして、そのために相手から嫌われたり誤解されたりすることで、「孤独感」や「疎外感」を抱いてしまうことも多く、孤立していってしまうこともあります。

「常同的な行動パターン・限定された興味」

　アスペルガー症候群の人は、決められた手順やスケジュール

など規則性のあるものに強いこだわりを持つ傾向があります。そのため、同じ行動や手順を繰り返す例が非常によく見られます。このことから、そのような規則性を乱すことに対して非常に強い抵抗・反発を感じたり、突発的な事態に対して極度の不安に襲われたり、パニックに陥ってしまったりすることがあります。

　また、興味の対象が狭く限定される傾向もあります。上記のようなこだわりの強さから、一度興味を持ったものには徹底的に熱中するものの、その他のものついては全く関心を示さないなど、興味の対象や内容がかなり偏ったものとなっていることも珍しくありません。

　このように、アスペルガー症候群の人は、何か特定のものに対して強い「こだわり」を持っていることが非常に多くあります。

その他の症状

　「アスペルガー症候群」の大きな症状は、上記の「対人関係の障害」と「常同的な行動パターン・限定的な興味」ですが、その他にも以下のような症状があります。

1　特定の感覚の過敏や鈍麻
　アスペルガー症候群の人は、特定の感覚が他の人に比べて敏感であったり、逆に鈍感であったりすることがあります。たとえば、聴覚が敏感な場合、普通であれば気にならないような周

囲の生活音（デパートなどでの雑音や他の人の会話など）に過剰な反応を示すことがあります。嗅覚が敏感な場合には、普通であれば気にならないような相手の香水の匂いなどに過剰な反応を示すことがあります。視覚が敏感な場合には、普通であれば気にならないような電灯の光などに過剰な反応を示すことがあります。

　他方で、普通であれば不快感を示すような雑音や匂い、光などにも反応を示さないような、感覚が鈍磨である場合もあります。

　さらに、感覚の問題として、慣れた肌触りを好むあまり同じ服しか着なかったり、慣れた味を好むあまり同じ物しか食べなかったりすることもあります。これは、アスペルガー症候群の人が持つ、元来のこだわりの強さとも関係しているものと考えられます。

2　体のバランスが悪い

　アスペルガー症候群の人は、筋肉や関節の感覚が脳に伝わりにくい傾向があります。そのため、運動が苦手であったり、手先が不器用であったり、姿勢が悪かったりすることがあります。これらのことから、周りから「動作がぎこちない」と思われたり、（特に姿勢が悪い場合には）周りに不快感を与えてしまうこともあります（たとえば大事な仕事の話をしている、あるいは聞いているのに姿勢が悪いなど）。

3　高い記憶力や集中力

アスペルガー症候群の人は、元来、特定のものや分野に強いこだわりを持っていることが多いため、特に興味のある事柄に対しては非常に高い記憶力や集中力を発揮することがあります。これは、一見すると良いことに思われがちで、実際、良い面もあります（たとえば、特定の分野の研究で高い記憶力や集中力を発揮して、大きな成果をあげるなど）。

しかし、記憶力は別としても、過度な集中はマイナスに働いてしまうこともあります。過度の集中状態は、周りを見えなくすることがあります。たとえば、特定のことに集中し過ぎて休むのを忘れたり、ご飯を食べなかったりして、自身の体や精神に悪影響を与える危険があります。最悪の場合、体力や精神力に限界が生じ、ストレスが溜まり、過呼吸になったり、衝動的に自傷行為を行ったり、最悪の場合には突然意識を失ったりすることもあります。

このように、過度な集中は体や精神に著しい悪影響を及ぼしてしまう危険もあるため、注意が必要です。

● 「二次障害」について

「発達障害」では、その症状や特性とは別の「症状」が生じることがあります。つまり、「発達障害」が原因となって起こる病気などのことです。これを「二次障害」といいます。

たとえば、「アスペルガー症候群」の人は、上述のように周りから嫌悪の情を持たれたり、誤解されたりしやすい面があります。そのため、自身にその自覚がなく、普通にしているつも

りであればなおのこと、周りからのそのような評価に納得がいかずストレスをため込んでしまったり、傷ついてしまったり、自信をなくしてしまったりすることがあります。そのような気持ちを上手く処理できないと、心身にも不調が生じ、うつ病、強迫性障害、統合失調症、摂食障害、睡眠障害、心身障害、後遺障害、引きこもり、頭痛や腹痛等の「二次障害」を発症してしまうことがあります。

● 「アスペルガー症候群」の特徴

アスペルガー症候群の症状等については、以上に述べてきたとおりですが、ここではその特徴について少し述べておきたいと思います。

アスペルガー症候群の人は、大人になってからその症状に気が付いたり、その症状による日常生活の困難が顕著になることが多くあります。これは何故でしょうか。

それは、子ども時代にはやるべきことや達成すべきことについて、その手順があらかじめ決められていたり、それを教えてくれる大人が多いため、さほどその症状による困難が生じることがないからです。

他方で、大人になり、特に就職をして仕事を始めると、決められた手順や業務だけではなく、自身で考えて行動することや臨機応変な対応を求められることが飛躍的に増えます。そのため、これまではさほど感じていなかった、上述のような「アスペルガー症候群」の特性による困難が顕著になるのです。

また、子どもから大人になる過程での恋愛であったり、大人

8

になってからの結婚など、決められた手順などがあるわけではなく、まさに臨機応変な人間関係の形成が求められるため、「アスペルガー症候群」の特性による困難が顕著になるものといえます。

　アスペルガー症候群は、「発達障害」であることから、発達の過程である子どもの問題と思われがちです。しかし実際には、このように大人になってから困難をきたす場合が多く、大人になってからその症状に気付き、医療機関で診断を受けたり、カウンセリングを訪れたり、医療機関での治療を開始したりすることが非常に多いのが現実です。

● 「アスペルガー症候群」の治療法

　ではこのような「アスペルガー症候群」の治療法はあるのでしょうか。

　残念ながら、治療法はまだ存在しません。これは、「アスペルガー症候群」が「脳の障害」を原因とするものであることまではわかっているものの、その詳細な原因は未だわかっておらず、有効な治療法を発見できていないからです。

　但し、前述したように、大きく見れば「精神障害」の一つである「アスペルガー症候群」は、たとえ治癒しなくても、その症状をある程度抑えたりすることで、日常的な生活を普通に送ることは十分に可能です。従って、前述したように、「アスペルガー症候群」であるからといって「絶望的」になる必要はありません。

　具体的には、本人や周りの人たちが「アスペルガー症候群」

の症状や特性について十分に理解をし、日常生活を送りやすくするための工夫を行う「環境調整」によって、乗り越えるための道をつくっていくことになります。そして、そのためには何よりも、「アスペルガー症候群」である本人自らが、苦手とする対人関係について積極的にスキルを身に付けていく努力を惜しまないことが大切です。

 特性理解（事例）

アスペルガー症候群の人にとってさらに難しいのが、恋愛や結婚生活です。恋人や配偶者、家族は最も近い距離で関わる存在である一方、関わり方にマニュアルや正解はありません。

まずは、自分の人生・世界観とパートナーの人生・世界観には相違があることを学ばなくてはなりません。このプロセスは相手の気持ちを想像したり、察したり、自分の気持ちを上手に伝えたりと、アスペルガー症候群の人が苦手と思われる要素が特に求められると言えるでしょう。

以下では、実際に私がカウンセリング中にお聞きした事例の中から、夫婦関係において夫（或いは父親）が発達障害をもつ場合の事例をいくつかご紹介します。

なお、ここでは夫（或いは父親）が発達障害（アスペルガー症候群）を抱えている事例を抜粋していますが、実際には妻（或いは母親）が発達障害をもっていることもあるため、「発達障害」＝「男性の問題」ではないことを、念のため申し上げておきます。

また、複数の発達障害（たとえば「アスペルガー症候群」と「ADHD」）が併存しているケースもあります。私自身のカウンセリング経験からすると、このような併存事例は相当数存在するように感じられます。

　ここでは「アスペルガー症候群」の特性（症状）を理解するために、それぞれの典型的な事例を紹介していますが、上記併存事例も含め、もちろんこれに当てはまらない場合もたくさんあります。以下の事例のような場合以外でも、パートナーなどに「違和感」を感じるような場合には、一度、専門家に相談してみるのが良いでしょう。

事例1　家事編

〜掃除におけるシチュエーション〜

Aさん「共働きなのに、掃除はほぼ私一人がやっています。夫はリビングの片づけひとつにおいても「テレビのリモコンはここに置くな、俺が取りやすいようにテーブルの上に縦方向に常にセッティングしとけよ。」など事細かに指示してくるし、ダメ出しも多い。挙句「君は掃除さえも向いていないんだね、下手だね。」と人格までも否定してくるのに、自分でやることは一切ないんです。」

→こだわりが強い、相手の気持ちがわからない

〜食事におけるシチュエーション〜

Bさん「私は専業主婦なのですが、帰宅時間の連絡もなく突然帰ってきて食事の準備が出来ていないと猛烈に責め立てられます。だからといって急いでレトルトを使おうとすると「もっと美味いもん出せよ、レトルトや出来合いものなんてもっての外

だ。」と煽ってくるんです。十分な食費を貰っていない月もあるため、ビールを発泡酒に替えた日は「俺は仕事で疲れているんだからビールを飲む権利くらいある。君のお昼を削れよ、米に海苔とかで十分だろ。」と、別に私が贅沢しているわけじゃなくて、あの人の金銭感覚がおかしいだけなのに。」
→相手の気持ちがわからない、規則的なこと（夫が帰ってきたら食事の用意ができていなければならないという認識）へのこだわりが強い

～子どもの育児におけるシチュエーション～
Ｃさん「私には０歳と６歳の子どもがいます。下の子の離乳食が始まったのですが、おかゆを食べさせていると「馬鹿のひとつ覚えみたいに同じのばかり食べさせて、君はそれしか作れないのか。」などと文句をつけてきます。当の本人は育児も家事も不参加なので子どもの月齢に合わせた食事なんて一切わかってないくせに。１人目妊娠中は、私もフルタイム勤務だったので、「少しは家事を手伝ってよ。」と頼んだりもしたのですが、「君と俺とでは同じ時間働いていても収入が違う、収入が俺より上回ってから意見しなよ。そもそも俺は働いてほしいなんて言ってないし、君が勝手に働いているだけだろ。」と言い返され、それから先は何を言っても無駄なんだろうなと思って協力は求めていません。協力してくれることに期待なんてもうしないから、せめて、育児家事に追われる私の横で「できる人はもっと上手にできている。君の要領が悪いんだ。」なんて言わないでほしい。」
→相手の気持ちがわからない

このように日々の家事でストレスを感じている妻の心境として共通しているのは「自尊心の喪失」と「絶望感」です。自尊心を失うということはとても危険な現象で、アスペルガー症候群の人と一時的に距離を置くことや、自分のことを見つめ直す機会を作るといった行動ができなくなるほど判断力が低下してしまいます。このような「自尊心の喪失」が続く結果、「絶望感」につながってしまうようです。

事例２　育児編

～乳幼児期の育児におけるシチュエーション～

Ｃさん「１人目の子は夜泣きが酷くて、１～２時間毎に起きてしまい体調が悪くなってしまった時期がありました。そんな時、夫は看病してくれるわけでもなく「君はいつもそうやって具合が悪いと言うが、気のせいだ。昼寝すればいいんだよ。」と言ってきました。でも、別の日に寝かしつけの途中で一緒に寝落ちしてしまったら、頭を足で小突かれ「俺の夕飯は？寝かしつけより俺を優先しろよ。」と言われたことがありました。ご飯を食べている時やテレビを観ている時に子どもが愚図っても全くの無視。私があやしにいくものだと思っているんです。子育てって夫婦２人でするものですよね？今も、２人目が生まれてから１回も美容院に行けていません。土日に子どもの面倒を頼もうとすると「休日くらい休ませてくれないの？育児は君の仕事だ、俺に話されても俺は忙しいから手伝えないし、俺にもリフレッシュは必要なんだよ。」と言って朝早くから出掛けて、帰りは19時過ぎ。自分の趣味を優先してしまうんです。」

→規則的なこと（子育ては妻がするものという認識）へのこだ

わりが強い、相手の気持ちがわからない

～児童期の育児におけるシチュエーション～
Ｂさん「私には小学生の子どもがいるんですが、昔その子を保育園に入れるかどうか相談した時、全く関心を示してくれず、結局入ったとしてもどこの保育園に入ったかも知りませんでした。子どもの成長に関心がないため、保育園からの連絡や年中行事も全部スルー。最近は、義母と一緒に子どもに私の悪口を吹き込んだようで専業主婦になってからは「ママって本当にダメだよね〜、怠け者だよ。」と子どもにまで言われるようになりました。」
→限定された興味（他のことに興味が偏っているため、子どもに興味が持てない）、相手の気持ちがわからない

　本来、子どもという１人の人間を育てていく以上、育児は夫婦で責任を負わなくてはならないはずです。しかし、現在まで根強く残っている「男尊女卑」という偏見を背景に、特に夫がアスペルガー症候群を持っていると、「子育ては妻のやること」という認識にこだわり、子育てに全く協力しないことがあります。また、興味が過度に偏ってしまうと、子どもに関する興味すら示さない場合もあります。ほとんどの妻は妊娠、或いは出産前後からそうした夫に「違和感」を持ち、子どもが成長するとともに独りで育児をすることに「空虚感」を抱き始めます。
　また、Ｂさんのケースのように、子どもがある程度の年齢に成長し、父親からの影響を多大に受けてしまうと「自己肯定感の低下」となるようなエピソードもますます起こりやすくなり

ます。

～日常生活にまつわるシチュエーション～

Ａさん「共働きなので共有口座以外の個人口座は各々干渉しないようにしているのですが、何故か私の毎月の貯金額だけ聞いてきます。総額はもちろんその月の貯金が少しでも前月を下回れば、文句をつけてくるんです。正直、個人的な口座なんだから夫が逐一把握する権利もないのですが、いつか私の貯金を頼りにされるんじゃないかと邪推してしまいます。」

→妻の金銭に対する異常なこだわり

Ｂさん「食費だけでなく、生活費もなかなか渡してくれません。お願いしても「君の貯金から出せばいい。お金をおろしに行く時間がないんだ、仕事から帰ってきて疲れているのに今からＡＴＭ行けって言うのか。」などと言われ、かれこれ４カ月は自分の預金から切り崩していた時もありました。」

→限定された興味（自分の興味のある事柄以外には関心がないため、頼まれても対応しない）

～ローン・借金にまつわるシチュエーション～

Ａさん「私に何の相談もなく、車や家の契約をしてきます。この間も、「このマンションを買おうと思うから連帯保証人になってくれ。」と、私はおろか自分も１回もその物件を実際に見ていないのに購入を持ち掛けてきました。今のところ額の大きな借金や支払い請求はありませんが、よく税金の滞納による請求書がきているし、不安で仕方ありません。税金も、自分は関係ないと無視したくても夫が請求書を見ようともしないため

結果的に私が支払う羽目になっています。」

→限定された興味（自分の興味のある事柄以外には関心がない
ため、頼まれても対応しない）

Ｂさん「夫に光熱費の引落し口座の残高が足りないことを伝え
ると、「ごめん忘れてた、そのうちやるよ。」と言いそのまま放
置、「まだ入れていないの？」と催促すると「今日やるから。」
と言いながらすぐ逃げてしまう。結局私が工面して補充するこ
ととなり、毎回その繰り返しとなっています。」

→限定された興味（自分の興味のある事柄以外には関心がない
ため、頼まれても対応しない）

　アスペルガー症候群の人は物事を先延ばしにする傾向があり
ます。これはお金の振り込みや税金などの支払いという重要な
ことにも例外なく当てはまってしまうのです。アスペルガー症
候群の人は、興味の対象が過度に限定される傾向にあります。
そのため、自分の興味のない事柄、たとえば生活費の支払や税
金の支払などには一切関心を持たず、言われても先延ばしにし
て自分の興味のある事柄を優先してしまうのです。傍から見て
いる妻や家族にとっては、自分たちの生活が懸かっているため
「焦燥感」や「絶望感」を抱かざるを得ません。

　また、アスペルガー症候群の人は金銭感覚が一般的な人とか
け離れている場合も多くあります。上記のとおり、興味の対象
が過度に限定される傾向にあるため、自分の身の回りを把握す
ることができず、実際に自分に必要な物を想定することができ
ません。そのため、自分に必要な物を購入するための費用を残

しておくことができず、自分の興味のある事柄に対してお金を遣い過ぎてしまうのです。結果として、ローンや借金を抱える人も多くいます。

それとは逆に、お金自体に対してこだわりが強いこともあります。この場合は、お金を遣うことに消極的になり過ぎる結果、大きな買い物ができなかったりすることがあります。また、車や住宅など、ローンを組んで購入するのが一般的であるような場合であっても、その購入自体ないしは購入方法を小馬鹿にするようなこともあります。このような場合は相手との紛争になりかねず、自分以外の人への影響が懸念されます。

事例4　日常生活編

～会話におけるシチュエーション～
Aさん「私が真面目な話を始めると「疲れている。」や「忙しい。」などと言って議題に向き合ってくれません。私が真剣になるほど、笑ってごまかしたり茶化したりと馬鹿にしたような態度を取るので、そのことについて咎めると逆切れしてきます。心のどこかで常に俺は悪くないと思っている節があり、常に自分を正当化することしか考えていないようです。また、会話に接続詞がなく、いつも突拍子もなく話を始めます。夫の頭の中では整理出来ているかもしれませんが、言語化することができていないため、話についていけません。指摘すると一時的に直るのですが、数日経つと忘れてしまい同じことが繰り返されるんです。」
→限定された興味（自分の興味のない事柄への関心がないため、真剣に話を聞かない。自分の興味のあることや話したいことを優先するので、突拍子もなく話を始めたりする。特性であ

るので指摘されても治らない)

~体調不良時におけるシチュエーション~
Bさん「私と子どもが風邪をひき、高熱を出している時も「死ぬわけじゃあるまいし、前もって予定していたことだから。」と言って旅行に出かけてしまいました。自分が体調不良の時は大騒ぎするのに。また、私が授乳中で薬を飲むことができずにいると、「咳をしているだけで不快、そばにいたくない。俺が出かけている間、君の両親に看病に来てもらえばいい。仕事していないんだし大好きな孫にも会えてむしろ嬉しいだろう。」と言われ、私だけでなく両親も馬鹿にされた気分になりました。」
→限定された興味(自分の興味のある事柄(決まっている予定)以外のことには全く関心がない)、相手の気持ちがわからない

~転職におけるシチュエーション~
Cさん「夫は一度転職しているんですが、私が転職活動しているのを察して問うまでは事前の相談も一切ありませんでした。なぜ言わなかったのか聞くと「転職が決まるか、言う必要が出来たら言うつもりだった。」と言い訳をし、結局決まってからも給与の額など具体的なことは報告されませんでした。「家族にとっても大事なことなんだからちゃんと相談や報告をしてよ。」と伝えると、「聞かれなかったから言わなかった。聞かないほうが悪い。」と言うんです。」
→限定された興味(他人への関心がないため、重要なことであっても個人の問題として捉え、相談や報告をしない)

アスペルガー症候群の人は、前述したように興味の対象が過度に偏っている傾向があるため、他人に関心がなく、自分自身のことにしか関心がないことが多くあります。そのため、自分の身に降りかかる不幸に過敏に反応し、それを極端に回避しようと努力したり、自分に都合の悪いことは正当化したり忘れることによって自己防衛を図ることがあります。

　人間は過度なストレスを受けると自己防衛のために脳が外部からの情報をシャットアウトしようと試み、嫌な記憶を忘却しようと働くという話は、皆さんもテレビや本などで知っているでしょう。アスペルガー症候群の人というのは、そのストレスのキャパシティが周りの人よりも少しだけ狭いのではないかと私は考えています。

　上の「体調不良時におけるシチュエーション」の事例は、①妻や子どもの体調不良に関して一切関心を持たない点、②自分が体調不良の時は大騒ぎをするという点で、特にこのような傾向が顕著に見られるものです。

第 2 章

ADHD について

ADHD とは？

ADHD（Attention-Deficit Hyperactivity Disorder：注意欠如・多動性障害）は発達障害の一種で、「不注意・多動性・衝動性」の特徴が表れます。脳の機能障害が原因といわれ、大人になってから症状に気づくことも多く、生活や仕事、恋愛や結婚において不安を抱えている人もいます。

かつて ADHD は子どもだけのものといわれていました。しかし、研究が進められるなかで ADHD と診断された子どもの多くが、成人になってもその症状が継続することがわかりました。そして、アメリカ精神医学会の「DSM-5」（「精神疾患の診断・統計マニュアル」第5版）により、2013年に初めて成人の ADHD が定義されたのです。

ADHD は、抑うつなどの二次的な障害を併発する例もあります。大人になると周囲に期待されるライフスキルが高くなるのに対し、ADHD の人は、その特性から社会性に欠けるように思われてしまうことがあり、周囲からの叱責などのつらさから二次的な障害を発症しやすいのです。

ADHD の原因はまだはっきりとは明らかになっていません

が、「環境的要因」によるものとする説と「遺伝的要因による脳の前頭葉の機能障害」によるものとする説という2つの説の間で議論が重ねられており、現在では後者が有力視されています。

● ADHDの3つの特徴──「不注意」「多動性」「衝動性」

「不注意」は集中力が続かず注意力散漫な様子、「多動性」は落ち着きがなく行動をコントロールできない様子、「衝動性」は衝動的な感情を抑えられない様子を指します。

忘れ物の頻度が高かったり（不注意）、気が散りやすくて物事に集中できなかったり（多動性）、その場の感情に任せて行動してしまったり（衝動性）するなど、特に、仕事をはじめとする社会生活や人間関係、その他結婚や子育てなどの場面で問題が生じることになります。

● ADHDの3つのタイプ

ADHDの症状の表れ方には個人差があり、大きく3つのタイプに分かれます。

1　不注意優勢型

不注意の特徴が強く表れているタイプで、次のような症状が見られます。

・ケアレスミスが多い
・気が散りやすくて、物事に集中することが苦手
・やりたいことや好きなことに対しては積極的に取り組める

が、集中しすぎてしまう

・物をどこかに置き忘れたり、物をなくしたりすることが頻繁にある

・片付けや整理整頓が苦手

・約束や時間を守れない

2　多動性－衝動性優勢型

多動と衝動の特徴が強く表れているタイプで、次のような症状が見られます。

・物事の優先順位がわからない

・落ち着いてじっと座っていることが苦手

・衝動的に不適切な発言や行動をする

3　混合型

不注意、多動と衝動の特徴が混ざり合って表れているタイプで、不注意と多動のどちらが強く出るかは人によって異なります。

・忘れ物や物をなくすことが多く、じっとしていられず落ち着きがない

・ルールを守ることが苦手で順番を守らない、大声を出すなど衝動的に行動をすることがある

● ADHD の診断と対策

ADHD であるかどうかは、

・初回面接……評価スケール（CAARS など）での診断

・医学的検査……身長・体重測定、脳波検査、血液検査（甲状腺機能を含む）、心電図（薬物治療を行う場合）

・心理検査……WAIS などの知能検査

・診断面接

などの複数の検査結果をふまえて、総合的に診断・評価されます。

　医師の診断により ADHD であることがわかったら、ADHD による困りごとに対応する方法を考えるためのカウンセリング（環境調整・認知行動療法）や、症状を抑えるための薬物を処方する薬物療法が一般的です。

　ADHD の症状に効果があるとされる薬は、

　　・ストラテラ（正式名：アトモキセチン）

　　・コンサータ（正式名：メチルフェニデート）

　　・インチュニブ（正式名：グアンファシン）

の３種類です。

◎ ワンポイント

　今回、本書で ADHD についても説明することとしたのは、当所にお越しになる発達障害のクライエントの割合がアスペルガー症候群、ADHD 半々であること、かつ、後述する「アスペルガー症候群をパートナーに持つカサンドラ症候群の人」の特性が、ほぼ ADHD の人をパートナーに持つ人の特性にも当てはまるからです。

　パートナーがアスペルガー症候群だと思ってお越しになるクライエントからのお話でも、パートナーにアスペルガー症候群

だけでなく ADHD が併存していることがとても多いのです。

　そのため、アスペルガー症候群と同じ発達障害でありながら軽視されてきた疾患、ADHD についての理解は、特にカサンドラ症候群の人たちにとってとても大切な情報なのです。

　ADHD については、1980年代頃「微細脳機能障害仮説」が誤りであることが明らかとなりました。これにかわって、ノルアドレナリンなどの脳内神経伝達物質の機能障害が ADHD の原因であるとする仮説が提唱されていますが、検証はまだまだこれからという段階です。

　さらに最近になり、異なる疾患と考えられていた ADHD と ASD が、数多くの共通点を持っていることが認識されるようになったため、ADHD に対する考え方は大きな変更を迫られています（岩波明著「発達障害」（2017年、文春新書）58頁）。

　ADHD の症状は、「多動・衝動性」があげられ、直感的に理解しやすく研究者の興味をひかなかったこともあり、あまり注目を浴びませんでした。一方で、自閉症を中心とした ASD は、外見と行動面のアンバランスと不可解さから多くの研究者の注目を集め、医学者のみならず教育学、心理学などの専門家の好奇心をも掻き立てたのです。これにより、ASD が独り歩きして、数々の混乱や誤解をもたらしていると考えられます。

● ADHD の症状と日常生活への影響

　ADHD は生まれながらのものであり、その症状は3〜4歳から顕在化することが一般的です。ADHD の子どもをもつ母親から聞いた話では、子ども時代は感情的に不安定になりやすく、怒りを爆発させるといった衝動性があるため、「一度言い

だしたら言うことを聞かないなど、頑固な面があった」「大切なものを落としたり、忘れ物をしたりすることが頻繁だった」「親や先生、友達など、周囲の配慮や助けがなかったら大変だったと思う」とのことであり、困りごとが多かったようです。

思春期になると生活のリズムが不規則になり、親の管理も及ばなくなることから、学校への遅刻を繰り返し、休みがちになるケースもみられます。

また、一部の ADHD の人は、人の意見を受け入れず、一方的な発言を続けたり、あるいは細かいミスを重ねたりして、周囲の人と徐々に関係を悪化させていきます。さらに、周りから文句を言われたり避けられたりすることもあり、そのために自分の言動に自信を失ってしまった人もいます。

しかし、ほとんどの ADHD の人は、あたりがよく、集団への仲間入りもスムーズなことが多いため、自分の能力や努力でカバーしながら、児童期から学生時代まで、特別大きなトラブルを起こさずに過ごせたと語ります。

トラブルが生じやすくなるのは、学生時代が終わり就職してからです。社会に出ることで本人を取り巻く事情は一変します。就職した会社によっては、新人社員であってもかなりのノルマを課せられることもありますし、学生時代のようにやるべきことを先送りにしたり、周囲の人に頼ったりすることは許されなくなります。

たとえば、ADHD の人は同じ間違いを 2 度、3 度と繰り返すことが多いので、上司などの指示をきちんと聞いていないと思われることが多く、周囲からは真面目に仕事に取り組んでい

ない、手を抜いているなど誤解されるようになります。本人は真剣に聞いているつもりなのですが、「重要な点が頭に入ってこない」「すぐに理解ができない」「上司に言われたことをすぐ忘れてしまう」ということもあり、何度も上司に聞き直してしまいます。そのことが、駄目出しや叱責を受ける原因になることもあります。さらに、事務作業において同時並行でいくつかの処理をしなければならない状況や、あるいは１つの仕事をこなしている途中で上司やお客様から別の仕事を命じられるなどのマルチタスクを求められると、混乱してパニック状態となり、目の前の業務も新しい指示もこなせなくなってしまいます。

　ADHD の人は本来は正常以上の知能を持っているにもかかわらず、これらの症状によって十分にその力を発揮できず、職場への不適応が続いた結果、上司からの指示や本人自らの判断で会社を休む、退職するなどの選択を余儀なくされてしまうこともあるのです。

　さらに、「重要な点が頭に入ってこない」「すぐに理解ができない」「すぐ忘れてしまう」という特性から、恋愛、結婚、家庭を持ち父親（母親）となったときに、パートナーから協力、共感や思いやりがないと誤解されてしまい、些細な喧嘩から別れ話や離婚問題にまで発展してしまう場合もあります。

● ADHD への向き合い方

　ADHD の特性には、以下のような向き合い方が考えられます。

1　不注意優勢型の場合の対策の具体例

・ケアレスミスが多い→ PC のアプリやソフトなどを使い、うっかりミスをチェックできるようにする。また、自分以外の人にも成果物などのチェックをしてもらうようにする。日記をつけて、振り返りを行う。

・気が散りやすくて、物事に集中することが苦手→時間を区切って作業する。音や光などの他の情報を遮断して、集中できる環境をつくる。

・やりたいことや好きなことに対して積極的に取り組めるが、集中しすぎてしまう→アラームやタイマーをかけるなどして集中し過ぎないようにする。時間を区切って作業する。周りの人達からの声掛けをしてもらう。

・物をどこかに置き忘れたり、物をなくしたりすることが頻繁にある→置き場所を決めて、使ったらすぐに片付ける癖をつける。動線を考えながらモノの定位置をつくる。ラベルを貼ることで効果は出やすい。

・約束や時間を守れない→カレンダーアプリのリマインダー機能などを使い、思い出せる工夫をする。本来の予定時間の10分前や20分前に行動するようにするなど、余裕を持ったスケジュールを組むようにする。スケジュール帳に記入したら、そこで完結するのではなく、5分後、10分後と読み返し、復唱する癖をつける。

2　多動性 – 衝動性優勢型の場合の対策の具体例

・物事の優先順位がわからない→自分以外の人に優先順位を

決めてもらい、ひとつずつ確実に終わらせる。一度にいくつも手をつけてしまうと、優先順位がわからなくなり混乱してしまい、先送りしてしまう。

・**落ち着いてじっと座っていることが苦手**→集中できる時間で区切り、いろいろな場所で作業する。そのときは、事前に周りの人に伝え、移動する時は必ずその旨を口頭で伝えることが必須である。

・**衝動的に不適切な発言や行動をする、場の空気を読めない**→口に出したり行動したりする前に、「この発言は必要か」「この行動で嫌な思いをする人がいないか」を一旦考える。指摘があったら、自分の発言や行動が不適切だったと気づくチャンスでもあるので、時間をかけて考える癖をつける。

3　混合型の場合の対策の具体例

・**物をどこかに置き忘れたり物をなくしたりすることが頻繁にある**→定位置を決めて、使ったらすぐに片付ける癖をつける。

・**じっとしていられず落ち着きがない**→時間を区切って作業する。音や光などの他の情報を遮断して、作業に集中できる環境をつくる。

・**ルールを守れず、衝動的に不適切な発言や行動をすることがある**→ルールを守らないとどんなトラブルが起きてしまうのかを損得勘定で想像してみる。口に出したり行動したりする前に踏みとどまり、「この発言は必要か」「この行動

で嫌な思いをする人がいないか」を考える癖をつける。

 特性理解（事例）

　以下では、実際に私がカウンセリング中にお聞きした事例の
中から、夫婦関係において夫（或いは父親）が発達障害をもつ
場合の事例をいくつかご紹介します。

　なお、ここでは夫（或いは父親）が発達障害（ADHD）を抱
えている事例を抜粋していますが、実際には妻（或いは母親）
が発達障害をもっていることもあるため、「発達障害」＝「男
性の問題」ではないことを、念のため申し上げておきます。

　また、複数の発達障害（たとえば「アスペルガー症候群」と
「ADHD」）が併存しているケースもあります。私自身のカウン
セリング経験からすると、このような併存事例は相当数存在す
るように感じられます。

　ここでは ADHD の特性（症状）を理解するために、それぞ
れの典型的な事例を紹介していますが、上記併存事例も含め、
もちろんこれに当てはまらない場合もたくさんあります。以下
の事例のような場合以外でも、パートナーなどに「違和感」を
感じるような場合には、一度、専門家に相談してみるのが良い
でしょう。

Dさん「夫はその時の衝動に従ってお金を遣ってしまいます。そのために借金まで抱えることになりました。そして、この間債務整理をしたばかりなのに、また借金を抱えてきて、すでに首が回らない状況にまでなっています。浮気や無駄遣いの積み重ねの結果なのに、それが原因だということがわかっていません。後先考えずにその時の欲求の赴くまま、お金を遣ってしまうんです。」

→衝動性

Dさん「夫は仕事のストレスで会社を休職し、その後退職しました。今は無職なのですが「アーティストとして有名になりたい。」「洋服のブランドを立ち上げたい。」などと様々なことを言っています。しかし、それを何か行動に移したことは一度もありません。夢見がちで、実行はしないことに呆れています。」

→多動性（気が散りやすく、今現在のことに集中できない）

Eさん「夫は仕事もプライベートもとにかくタイムマネジメントができません。同時進行が苦手で、上手くいかないと癇癪を起こす傾向があります。」

→注意欠如（約束などを忘れてしまう）、衝動性

～言動にまつわるシチュエーション～

Ｄさん「会話中に、こちらが話し終わる前にかぶせ気味で話してくるため、コミュニケーションがちゃんと取れている気がしません。本人はそれを気にしている様子もありません。」

→コミュニケーションの障害

Ｅさん「夫と意見が合わないと、激高し「俺を否定した。」と言って物を投げつけ壊します。「こうした方がいいんじゃない？」とアドバイスされることすら嫌なようで、「そうじゃない、お前は俺をバカにしている。」と物にあたってしまうんです。夫は思ったことをすぐ口に出してしまうから喧嘩にもなりやすいし、癇癪を起こすと手がつけられないので最終的にはいつも私が折れて謝っています。そうしないと、私が仕事できないように妨害してきたり、身の回りのものをハサミで切り刻んだり、とにかく衝動的に物を破壊するんです。」

→衝動性

～性格にまつわるシチュエーション～

Ｄさん「基本的には素直な性格で、自分が悪いと思ったことはすぐに謝って反省してくれます。但し、行いもその後叱られたこともすぐに忘れてまた同じことを繰り返すんです。」

→注意力の欠如

Ｅさん「携帯やお財布、傘や家の鍵などをしょっちゅう忘れたりなくしてきます。」

→注意力の欠如

このように、ADHDの衝動性や注意散漫さは、本人の身の回りの被害（忘れ物や事故）だけでなく家族にまで影響を及ぼすケースとなることがわかります。特に発言や態度は本人が無自覚なうちに相手を傷つけており、特に長期的に付き添う妻にとっては「違和感」に苦しむことになるのです。

「アスペルガー症候群」と「ADHD」

　ここまでに見たとおり、「アスペルガー症候群」と「ADHD」は、まったく異なる症状を持っています。

　アスペルガー症候群の中心的な症状は、「対人関係の障害」「常同的な行動パターン・限定された興味」であり、ADHDは、「不注意」「多動性」「衝動性」です。まったく異なるものと考えられます。ですが、私のカウンセリング経験からすると両者の症状は重なっていることが多く、アスペルガー症候群の人に多動・衝動性や不注意の症状が顕著に表れていることもあり、またADHDの人において、対人関係の障害を持っていることもあります。

　この分野における有力な研究者である岩波明氏はご自身の著書「発達障害」（2017年、文春新書）において、昭和大学付属烏山病院の外来患者において、アスペルガー症候群を含むいくつかの疾患の総称であるASD63例（平均28.8歳）とADHD66例（平均31.4歳）の自覚症状を比較したデータ結果から、「以上のデータは、ASDとADHDの表面上の症状は、かなり似ていることを意味する」と述べています（同書82頁〜84頁）。さらに、

「実際、臨床の現場では、他の病院などから ASD として紹介された人が実は ADHD であることも珍しくない（この逆もあるが、比較的まれである）。これはなぜかというと、「対人関係が苦手な人」や「少し変わったところがあり、周囲から浮いた人」について、ASD と決め付ける風潮が強いからである。世の中で ASD と言われているケースは、「対人関係が不得意な」ADHD であることが多い」とも述べています（同書84頁）。

	母数	男：女	年齢	IQ	AQ	不注意*	多動*
ASD	63	40:20	28.8	110.2	38.4	14.7	8.4
ADHD	66	47:19	31.4	106.4	28.5	18.5	11.9
健常	38	29:9	30.5	108.5	15.2	5.8	4.9

＊は CAARS スクリーニング版による値（同書83頁より引用）

　私のカウンセリングにお越しになる発達障害の特性を持つ成人のクライエントにも、ASD（特にアスペルガー症候群）と ADHD が併存しているケースが多く見られます。両者の関係については、今後、彼らを支援していく側の研究課題として私自身とても注目しています。

　このような状況を踏まえた上、本書に記載した現段階のカウンセリング事例、クライエントの協力を得たデータより抽出した情報などを、発達障害の理解の手引きとして活用していただければと思います。

カサンドラ症候群について

第3章

カサンドラ症候群とは？

カサンドラ症候群（Cassandra Affective Disorder：CAD）とは、家族やパートナーなど生活の身近にいる人がアスペルガー症候群などであることが原因で、情緒的な相互関係を築くことが難しく、そのための心的ストレスから不安障害や抑うつ状態、PTSD（心的外傷後ストレス障害）などの心身症状が起きている状態を指す言葉です。

カサンドラ症候群の要素

アスペルガー症候群とカサンドラ症候群に関する研究が多くある英国の心理療法家マクシーン・アストンによると、カサンドラ症候群には以下の3つの要素があるとされています。

1．少なくともいずれかのパートナーに、アスペルガー症候群などによる、共感性や情緒的表現の障害がある

2．パートナーとの関係において情緒的交流の乏しさに起因した激しい対立関係、精神または身体の虐待、人間関係の満足感の低下がある

3．精神的もしくは身体的な不調、症状（自己評価の低下、

抑うつ状態、罪悪感、不安障害、不眠症、PTSD、体重の増減
など）がある

　そして、上記1〜3に、4.「その事実を他の人に伝えても
理解をしてもらえない、信じてもらえないこと」が加わると考
えられます。

●カサンドラ症候群の原因
　カサンドラ症候群は相手との関係性から生じる症状で、非常
に多様な原因やきっかけがありますが、アスペルガー症候群で
ある家族やパートナーとの情緒的交流の乏しさからの関係性の
悪化、またその事実をパートナーも周囲も理解せず、本人が苦
しみを抱えたまま孤立した状態に置かれることが、大きな原因
となるものと考えられます（以下、本書でとりあげるアスペル
ガー症候群の事例には、アスペルガー症候群と ADHD を併存して
いる場合を含みます）。
　アスペルガー症候群であるパートナーが一定以上の社会適応
性を身に付けている場合、職場などの外向きの環境ではうまく
対応し、反面、家庭や身近な人との関係では本来の自分をさら
け出すため、パートナーや家族のつらさは周囲からは見えてこ
ないのです。外側から見れば、何の問題もなく良い人に見える
ため、カサンドラ症候群のつらさや問題は理解されず、あるい
は軽く扱われ、我慢を強いられたり、ときに否定・批判された
りすることさえもあり、このことがさらに強いストレスになる
ことがあります。

私はアスペルガー症候群・ADHD のパートナーについて「普通の方達より個性が強いですね」「強いこだわり・癖をお持ちのようですね」と言うことがあります。これはアスペルガー症候群・ADHD のパートナーと共に生活してきた人なら理解できるでしょう。

　アスペルガー症候群・ADHD の人とそのパートナーの関係は、ワシとシマウマ、サボテンとバラ、岩と岩に向かって流れる水、などと例えられます。アスペルガー症候群・ADHD の人は、傍から見ると「一見ちょっと変わっているけどいい人」です。実際にパートナーに持たなければわからない理不尽さやストレスが、いつしかパートナーの精神に変調をきたします。それはやがて、数々の肉体的な症状にまで発展してしまいます。

● カサンドラ症候群の背景

　私は大人の発達障害を抱える人の家族、つまり夫や妻、恋人、同居している親、兄弟、姉妹、子ども達から、発達障害の人の言動や行動に振り回されてきたお話をたくさん伺ってきました。夫婦間不和、暴力（DV）、児童虐待などがみられるケースも少なくありません。アスペルガー症候群・ADHD だから暴力を振るうということはありませんが、アスペルガー症候群・ADHD の方はその特性ゆえに虐待を経験しやすかったり、イジメを受けたりすることもあります。そのような場合には、それらの心の傷がトラウマとなって、自身が暴力を振るうこともあります。大人の発達障害というハンディキャップがあ

ることに本人も家族も気づいておらず、「本人のわがままで自
己中心的な性格の問題」として片付けられてしまいます。家族
は「夫（妻）の言動にうんざりしている。夫（妻）は私のこと
を理解してくれない。物事をいつも自分流に行って、人の意見
に聞く耳をもたない」など、強い不満を抱くようになります。

　逆に発達障害の人自身も、自分の問題に気づかず、自分の家
族がなぜそんなに自分に不満を持っているのかさえ、気づいて
いないことがあるのです。発達障害の人とパートナーは堂々巡
りのケンカを繰り返し「口やかましい人、聞く耳をもたない
人」という関係になっていきます。

　発達障害の人がいると、家族は彼らに巻き込まれ、彼らの乱
雑さや突発的な行動に家族全員が振り回され、その後始末に追
われます。家族のニーズは後回しにされるため、家族の不満は
たまるばかりです。たとえ家族全員が発達障害の人のことをあ
きらめて、無視や放任状態にしたとしても、最後は家族に被害
が及ぶため発達障害の人の言動に合わせていく、という方がた
くさんいらっしゃいます。

●共依存的な関係の危険性

　クライエントからの相談の中で私が一番危惧する問題は、発
達障害を抱えている夫婦では、共依存的な関係が習慣になって
しまう危険性があるということです。これは、それぞれの自立
や責任を犠牲にしてまで、相手に関心を注いでいる状態です。
たとえば、発達障害の人は自分が起こした問題をすぐパート
ナーのせいにしたりします。一方、パートナーはすべて自分の

責任と思いこみ、トラブルの後始末も一人で引き受けるのが習慣になっていきます。

　また、家庭内では発達障害を持った人のしつこさや自己主張の強さ、こだわりが原因となったトラブルや、家庭不和の問題もあります。本人は自分勝手にしているつもりはなくても、結果的にそれで不和が生まれることになります。自閉的な特性の強い夫にはヒステリックな妻、というパターンが多く見受けられます。何故ヒステリックな妻になるのでしょうか？それは話す内容も噛み合わず、自分の常識を根底から疑うような場面が日々の生活の中で起こるからです。それを正そうと挑んでみても、こちらの気持ちや周りの人達の気持ちを理解してもらおうと努力しても、相手には伝わらないのです。配偶者が自閉的であると、自己主張やこだわり、しつこさのために堂々巡りの会話が何時間も続くことがあります。その結果、気分や感情の波が激しくなりヒステリックな妻になってしまうのです。

　外界から自分を閉ざしたパートナーと一緒にいると、姿は見えるのに存在が感じられず、一緒に居ても妻は一人ぼっちのように感じるのです。しかし、外から見るとパートナーは全てが普通であり、むしろ他の人には、アスペルガー症候群・ADHDの行動に悩む妻は、あれこれ指示するえらそうな妻、ヒステリックな妻に見られてしまうという悲しい現実があります。

　アスペルガー症候群の症状は人によってさまざまです。穏やかな人もいれば、感情の起伏の激しい人もいます。一生懸命やっても仕事がうまくいかない人もいれば、有名大学を卒業し

て大企業に勤務する人もいます。アスペルガー症候群の人は極めて論理的な思考の持ち主なので、構造化された環境で適職に就いた場合は、その力を発揮できる可能性があります。アスペルガー症候群の人は知的レベルが高いことも多いので、周囲が障害に気づかず、「ちょっと変わった人だな」と思われるだけで済んでいることもあります。それ故に、カサンドラ症候群の女性は悩みを他者に理解してもらうことが難しいのです。同じ苦しみを抱えている人がたくさんいます。もちろん、アスペルガー症候群の配偶者と上手く過ごせる人もいるでしょう。お子様のことや色々な事情から一緒に居ることを決めた人もいるでしょう。しかし、精神的に追い詰められカサンドラ症候群に陥ってしまった人が多くいるのも事実なのです。

●夫婦関係の改善を図るために

　夫婦関係をより良く改善していくためには、どちらか一方だけの努力では上手くいきません。話し合いがままならない関係に対しては、第三者としての専門家の介入という方法を採ることもやむを得ないでしょう。

　以下で、カサンドラ症候群の妻（夫）に対するいくつかの想い（不満）とその点に対する「アスペルガー症候群」の夫（妻）の思考について分析してみました。

注：（　）内はアスペルガー症候群の人の思考、発言

結婚する前、結婚後における夫（妻）の態度

- 結婚前：情熱的→（結婚したいから、僕にとって必要な人だから）
- 結婚後：独身の生活に輪をかけて自分勝手な行動が多い→（妻（夫）に対する安心感、所有物の感覚、自分の思考は相手も同じだと思いこんでいる、一緒に住んでいるだけでいい（姿が見えればいい）、気を使う必要がない）

夫（妻）はその時その瞬間の気持ちのみ→（先々の事はあまり考えない、過去も未来も関係ない、いつもこだわっているのは馬鹿だと思う、昔のことは忘れた）

金銭面

- 浪費→（誘われたら付き合う、お金がないのに使っちゃう、朝帰りは悪くない（だって、終電に間に合わなかったから）、タクシーで帰るより泊まったほうが安い、ギャンブルは好きですね（儲かる瞬間がたまらない））
- 貯蓄・投資→（信用できるのはお金だから、目でわかるから、お金が全てです）

日常生活

- 執拗にチャイムや電話を鳴らす→（家にいるはずなのに出てこないから、電話に出ない行為が気になって仕方がない、ただ鍵を開けるのが面倒だからチャイム鳴らす）
- 朝昼晩問わず、パートナーの行動が気になるのはなぜ？→

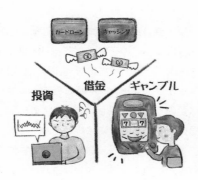

（妻（夫）は常に家にいるのが当たり前だから、妻は専業主婦なのだから僕の時間に全て合わせるのが普通、妻（夫）の行動が見えないと自分が不安（浮気？　失踪？）になるから）

・相手が電話に出るまで鳴らし続ける異常な行為→（留守電に切り替わったら、50件以上着信履歴、3〜4時間で100件近くメッセージが録音されていた）

・妊娠中の妻→（つわり、体調不良が理解できない。妊娠中の妻は綺麗じゃないと思っている、醜いから興味がない、家にいるから、自分は安心して出かけられる）

　これらはほんの一部ですが、アスペルガー症候群の人の思考、行動があまりにも単純で実直すぎるということが少しご理解いただけたのではないでしょうか。

　アスペルガー症候群の特性をもつ男性と恋愛関係になった女性及び両者の関係についての研究として、英国コヴェントリー在住の自閉症スペクトラム（特にアスペルガー症候群）専門の認定カウンセラー及びトレーナー・指導者であるマクシーン・アストンは、恋愛のプロセスにおいて、二人の関係が「情熱の階段」から「思いやりの階段」に移行した時、つまり「非常に実際的な階段」を迎える時点で、関係を健全に維持するには、身体、知性、心理、精神、性の各面で双方がバランスよく惹かれていることが大切であると述べています（マクシーン・アストン（2013）「アスペルガーの男性が女性について知っておきたいこと」60〜63頁）。

　この段階について、マクシーンは「アスペルガー症候群でない者同士のカップルでは互いに求めることが似ているので、比較的容易にバランスが保たれます。ところがアスペルガー症候群である者とアスペルガー症候群でない者のカップルでは、双方のニーズが大きく異なるので、重視する面もかなり違ってきます。」と示唆しています。

　また、マクシーンは人間の恋愛関係も動物に類似していると考えています。動物が成長するには、種類に応じた食べ物と環境が必要であるのと同様に、人間のカップルも、もし二人が同じ種類ならうまくいく確率は高いであろうと推測しています。

　しかし、私たち人間は初めて会って惹かれた相手が本当に自分と同種なのかわからないにもかかわらず、強い願望から相手は自分と同じ種類で、自分のために生まれた人だと思い込もうとすることを、マクシーンは指摘しています。この指摘は、あくまでアスペルガー症候群の特性をもたないカップルに限定し

述べていると私は推測しています。

　これは、この説明後のマクシーンの見地からも推し量ることができます。マクシーンは、アスペルガー症候群の男性が女性の努力について気づいてあげられないことを示し、また、そのことについてアスペルガー症候群の男性は説明を求められても適切な言葉が見つからず、「きみのことは今でも本当に好きなんだよ」と言って彼女を安心させることができないかもしれません。「対面で応答するのが怖い、あるいは自分の気持ちを伝えるのが苦手なせいでしょう。」といった見解をみせています。反面、「相手の女性にアスペルガー症候群の知識がないことが問題の一因となっている場合、残念ながら二人の間に波風が立つようになります。」と関係性の不安定化は必ずしもアスペルガー症候群の男性だけに責任があるわけではないこともマクシーンは示唆しています。

　関係性の決裂は、「……彼女は拒否されているとか価値がないと見なされていると思い……、一方男性は、自分は一生懸命頑張っているのに、感謝されるどころか常に間違ったことをしているかのように責められていると思うでしょう。」と摘示するような状態を招くことも述べています。さらに、マクシーンは、「アスペルガー症候群の男性の中には感情のぶつかり合いに対する恐怖もそれに加わることがあります。自分は利用された、粗末に扱われた、無視されて当然だと思われた、という気持ちも起こりかねません。そのような思いはアスペルガー症候群の男性の自尊心に重大な影響を及ぼします。彼はわからないことや彼女に聞きたいことを抱えて悩みます。アスペルガー症候群の男性では相手の身になって物事を結びつけることはしないでしょう。」とアスペルガー症候群の男性の抱える心情についても着目しています。

●カウンセリングを通じて見えた「カサンドラ症候群」の実態

　本書では、心理臨床家の日々のカウンセリング経験から、アスペルガー症候群である夫（妻）とカサンドラ症候群である妻（夫）の相互の心理問題の理解や解決方法の詮索を目的としています。私のカウンセリング事例より推測されるカサンドラ症候群の症状は偏頭痛、体重の増加または減少、自己評価の低下、パニック障害、抑うつ、無気力のほか、クライエントからの訴えである空虚感や焦燥感、罪悪感、承認の欲求等があります。これら複雑な感情は、これまで研究がされてきていないため、明確な症状としての位置づけはされていません。また、多数の精神科医師からの発言にも示されているとおり、明確に定義されているアスペルガー症候群の診断にさえ、過剰・過少診断があることから、アスペルガー症候群の配偶者と共に結婚生活を送っているカサンドラ症候群の配偶者の症状は、より過剰・過少診断になりやすいと言えるでしょう。

　アスペルガー症候群の発現は男性に多いため、パートナーとなる女性側にカサンドラ症候群の発生割合が高いのですが、必ずしも女性だけがカサンドラ症候群になるとは限りません。

　真面目、几帳面、完璧主義、忍耐強い、面倒見が良いなどの性格を持つ、パートナー以外の周囲の方がカサンドラ症候群になることもあります。

　カサンドラ症候群に陥る具体的な関係性としては、特にアスペルガー症候群である人と親密な関係にある人が挙げられます。夫婦などのパートナー関係だけではなく、親子、兄弟、姉妹、職場の同僚（上司部下）友人、など、日常的に接する関係

の中でも「カサンドラ症候群」に陥ることがあり得るのです。

　アスペルガー症候群である人が、社会性に欠けた言動をしたとしても、怒ったり放り出したりせず我慢し受け入れようとする忍耐強さが関係悪化をさらに助長させ、偏った関係性が固定化してしまい、カサンドラ症候群に陥ってしまうのです。

◎ **ワンポイント**

　私が危惧していることは、近年、大人の発達障害やその配偶者に起きるカサンドラ症候群のカウンセリングが急激に増加していることです。実際、私が開設している株式会社エテルノ久遠メンタルカウンセリングにて、アスペルガー症候群・カサンドラ症候群の相談件数は、ここ数年のうちで月に50件以上、年間600件以上となっています。

　これまで述べたように、いわゆる「アスペルガー症候群」や「ADHD」などの「発達障害」だけでなく、それに伴ってパートナーが陥る「カサンドラ症候群」についても、夫婦破綻、離婚にまで至るケースが十分にあります。そのため、今後はアスペルガー症候群とカサンドラ症候群夫婦の関係の構築のための相互支援が必要な時代であると思われます。

　大人の発達障害者（アスペルガー症候群）の概念は、多くの書籍・論文で認知されていますが、その配偶者や家族が陥るカサンドラ症候群の研究はかなり少ないのが現状です。増加しつつあるこの問題の研究をすることで、私を含め心理臨床家の正しい認知の修得や新しい形でのアプローチ、支援ができるよう、私自身、今現在も研究を進めています。

カサンドラ症候群における症状の具体例（体調における変化・気持ちにおける変化等）

　カサンドラ症候群の具体的な症状としては、物理的（肉体的）症状（＝体調における変化）と精神的症状（＝気持ちにおける変化）とが考えられ、それぞれ以下のようなものがあります。なお、以下の「心の不調」については、私のカウンセリングの中で、クライエントが実際に話された症状の一部です。また、以下の表における右側の記載は、そのような不調による心理状態を示しています。

カサンドラ症候群による体調面・精神面への具体的な影響

体の不調	体重の増加・減少、不眠、活動量の低下（無気力）、急に涙が出る。食欲不振。	自己肯定感の低下
心の不調①	主人は、表向きは穏やかで優秀で優しく見えるので、周りからも「いい父親、いい夫」と言われる。その評価と私が夫から感じる事のギャップが大きく、最終的には主人を悪く思ってしまう自分自身が悪いのではないかと思ってしまう。自分がいなくなってしまえばいいと思うようになる。	罪悪感
心の不調②	トラブルがあり、言い合いになった時、私が怒りすぎて不安定になると、主人の中では、私が精神的になにかおかしいと思っているのか、実家で休むか病院に行くよう優しくすすめてくる。素直に私の様子がおかしいことを心配しているようで、それを見ていると私自身がおかしいのかという気持ちになる。	自己肯定感の低下

第4章

カサンドラ症候群に陥りやすい
資質と環境

8つの感じ方

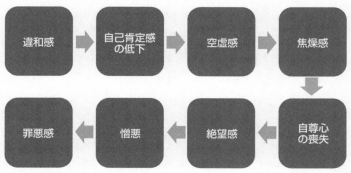

違和感 → 自己肯定感の低下 → 空虚感 → 焦燥感

罪悪感 ← 憎悪 ← 絶望感 ← 自尊心の喪失

出典：著者作成

　私の研究から、カサンドラ症候群に陥りやすい妻のプロセスとして、以下のようなストーリーラインのあることがわかりました。

　カサンドラ症候群の妻は、アスペルガー症候群（ADHDを併存している場合を含む）の夫に対し、日常的に、さまざまな「違和感」を抱いていました。アスペルガー症候群の夫は、自分の興味がある分野にだけ興味があり、それ以外は無関心です。また、意味もなくキレ出すこともあります。また、客観性

がなく自分の間違いを認めません。このような特性をもつアスペルガー症候群の夫たちの「違和感」のある言動により、妻は自分の考える正当性に自信をなくし、それは「自己肯定感の低下」に繋がることになります。それはやがて、夫婦関係に対する「空虚感」や「焦燥感」につながっていきます。そして、この「空虚感」と「焦燥感」を抱えた妻がどんなに努力しても、アスペルガー症候群の夫のいつまで経っても歩み寄ろうとしない態度や改善の兆しの無さに妻は「自尊心の喪失」を迎えます。そして、それはついには「絶望感」となり、この「絶望感」の募る日々にいつしか精神の限界を迎え、カサンドラ症候群に陥った妻は夫婦関係の破綻を願い、アスペルガー症候群の夫に対し「憎悪」を抱くようになるのです。

　しかし、アスペルガー症候群の特徴の1つでもある彼らの悪意のない言動や純粋さは、「憎悪」という悪感情を抱く妻たちの方が悪いかのように感じさせ、彼女たち自身に不満や「憎悪」を抱かせる一方で「罪悪感」を抱かせるようにもなっていきます。

　当所には、こうした「罪悪感」に追い詰められ、絶望的な日々からの脱出を望んだカサンドラ症候群の妻たちが通っています。

　以下で、カサンドラ症候群に陥りやすい資質と環境を図と事例を基に、説明したいと思います。

● 「自己肯定感の低下」

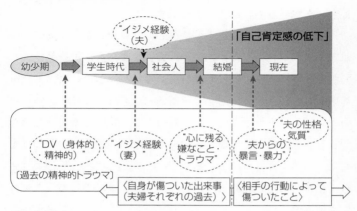

出典：著者作成

　ある事例では、上の図のように夫婦ともに〔過去の精神的トラウマ〕である "イジメ経験" があったことがわかりました。"イジメ経験" は大人になった現在もトラウマとして記憶に残っており、夫はその影響で友達も少なく、感情も乏しくなっています。一方で妻は、イジメにより人の顔色を伺い、常に周りを気にする性格になったと考えられます。

　また、別の事例では、両親の離婚が原因でイジメを受けた経験のある A さんは、父親による "DV" で母親が逃げるように出て行ってしまった光景が、今も鮮明に記憶に残っていると言います。A さんはいつも母親の様子を気にしていました。このことから、人の顔色を伺い、常に周りを気にするという性格は、イジメだけでなく、家庭環境にも起因しているのではないかと考えられます。

また、カサンドラ症候群の妻の過去の母子関係には、愛着障害が起きている場合が多いようです。

　私は、このような〔過去の精神的トラウマ〕から、妻が"夫からの暴言・暴力"に、傷つき戸惑いながらも、夫を受け入れてしまっている、という心理状態に着目しました。妻は、黙っていても伝わらない、しかし感情的に話してもやはり伝わらない夫に対し、トラウマ的に子どものときに抱いた不安な感情を想起してしまい、それがさらに増幅されていることがわかりました。このような状況下にある妻は"夫からの暴言"によりさらに精神的に追い詰められていくのです。妻はこの不安な気持ちを解消するため、夫に会話をしてほしいとお願いしますが、アスペルガー症候群の夫たちは妻との会話のために自分の趣味などに費やす時間を取られてしまうことを嫌がる傾向にあることがわかりました。この特性は他の夫たちにも共通の傾向として、協力者の妻全員から同様の話を聞くことができました。

　このような夫に対して、妻はどのように対応して良いか悩み、心身共に疲弊してしまう様子も明らかになりました。他方で、妻が"夫の性格・気質"を義両親から聞いた話によると、アスペルガー症候群の夫は、比較的成績が優秀で親から叱られた経験も少なく、それどころか特別な子どもとして褒めて育てられたという成育歴がありました。親から社会的常識やマナーを教えられた経験がなかった夫も多かったのです。夫は防衛反応からなのか、あるいは自身を正当化するためなのか、その場限りのウソをつくことも多々あるといいます。

　以上のことから、夫婦間の心理作用には、双方の幼少期及び

青年期に形成された性格・気質がかなり影響してくるものだということがわかりました。また、その人格形成には単に学校等で起こるイジメといった外的要因だけでなく、両親からの虐待や離婚、受けた教育などが大きく関わっていることも明確な傾向として表れました。こうした経験から形成された相互の価値観の違いは、妻と夫とのコミュニケーションに齟齬を引き起こし、不安に感じる妻は、さらに夫の言動から自身の〔過去の精神的トラウマ〕も想起され、徐々に「自己肯定感の低下」に繋がっていくのです。

● 「焦燥感」

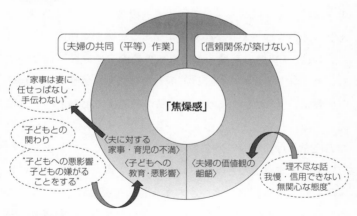

出典：著者作成

アスペルガー症候群の夫の大半が、家事や育児にまったく興味がなく、〔夫婦の共同（平等）作業〕に対し積極的に介入しよう、協力しようという気持ちがない傾向にあります。協力者

の妻たちの中からは、夫が"家事は妻に任せっぱなし・手伝わない"ことについて不満を抱く声が上がりました。妻がお願いごとをすると、夫は機嫌が悪くなり、妻は怖くて遠慮するような状態になってしまうといいます。また、アスペルガー症候群と併存しているADHDの特性が強い夫をもつ妻からは、「同時並行の作業が苦手であり、具体的に言わないと伝わらない。」「「食器を洗って」と言ったら文字どおり食器のみを洗い、鍋やコップは洗わない」などのエピソードもあり、言葉を字義通りに捉える特有の性質が垣間見えました。夫のこのような言動から、妻たちは家事をお願いするにあたり、話しかけるタイミングや夫の態度、できることとできないことの選択に気を使い、手伝ってもらう以前の「お願いする」段階から、不満がだんだん募っていく様子がうかがえます。

　さらに、"育児の不満・子どもへの教育・悪影響"についても、カサンドラ症候群の妻は心配しています。カサンドラ症候群の妻は、「子どもと夫の会話に私が参加するとお前の意見は聞いてない」などとアスペルガー症候群の夫に冷たく自分勝手な態度をとられ、疎外感を感じ妻として母として自信をなくしていたのです。子どもへの関わり方としては、他にも「物件購入時に娘の前で何百万というお金を積んで見せ、「パパはすごいだろう。この世はお金が一番大事なんだからな。お前も不動産投資の勉強をしてみるか？」と言い放ったという決して道徳的ではない教育に「焦燥感」を抱いているというエピソードもありました。

　また、アスペルガー症候群の夫たちは、他人に興味が全くな

いが故に、自分の子どもにも興味がなく、子どもの成長や行事、進学について無関心です。子どもの教育や将来について、何も相談できないでいることは、カサンドラ症候群の妻たちにとって不安や「焦燥感」を抱く一因ともなっています。

　次いで、カサンドラ症候群の妻たちは、夫と〔信頼関係が築けない〕ことに苦しんでいました。カサンドラ症候群の妻は、「ごまかしつつ結婚を続けるためには、やはり私が"我慢"するしかないのか？」と自問自答を繰り返しています。また、「家族とは、本来夫婦が中心で作るもの。それが家族の健全なあり方だ」と思う妻たちに反し、夫たちは家族に対し報告・連絡・相談（報連相）なしに突発的な行動をします。妻たちは常に、「このような突然の行動を慎み、家族に対して"無関心な態度を取る"ことのないように」と夫にお願いするなどの努力をしています。しかし、夫との共感の無い日々の生活から、〈夫婦の価値観の齟齬〉は限界を迎えてしまいます。カサンドラ症候群の妻たちは、結婚生活を続けるのは難しいと感じ、夫に離婚したいほどの苦しみを抱えていると伝えますが、夫は理解してくれません。こちらの精神的、身体的苦痛の限界を伝えても、夫は巧みな話術で、自分の言動を正当化してしまいます。そのような夫に、いつも妻は言い負かされ、振り回され、"我慢"しながらも許してしまうのです。

　このように、「どのように家族を続けていけば良いかがわからない」と語っていた協力者の妻たちに、常に不安を煽る夫の存在は、未来を描くことのできない夫婦関係、家族関係という焦りや戸惑いを与え、「焦燥感」という感情を喚起させています。

● 「空虚感」

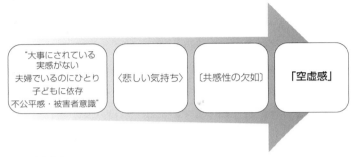

"大事にされている
実感がない
夫婦でいるのにひとり
子どもに依存
不公平感・被害者意識" 〈悲しい気持ち〉 〔共感性の欠如〕 「空虚感」

出典：著者作成

　多くのカサンドラ症候群の妻たちは、「私は夫から"大事にされている実感がない"」と訴えていました。カサンドラ症候群の妻の1人が「子どもが生まれてからずっと「空虚感」があります。夫婦であっても共生している感じがないです。」と語ったように、日常会話も共同生活上必要最低限のやり取りしか成立せず、夫婦関係は事実上破綻していると思われるような状況から、〔夫婦でいるのにひとり〕な日々を過ごすことに対してカサンドラ症候群の妻たちは「夫にとって私の存在は……価値は……」と自問自答を繰り返していました。愛されている実感がない状態は、「空虚感」を経て「自尊心の喪失」へと繋がっていくのです。さらに、自分も母親と同じように"子どもに依存"してしまう道を辿ってしまうのかと思うと、何とも言えない〈悲しい気持ち〉になるとも話していました。また、カサンドラ症候群の妻たちからは、「夫や義父母は動物や人の死の痛みが解らない」という発言も多くありました。こうした夫

の無神経さに悲観した妻たちの中には、夫に期待することを止めてしまった人もいます。

　このようなアスペルガー症候群の夫の〔共感性の欠如〕から「空虚感」は形成されていくのです。

● 「違和感」

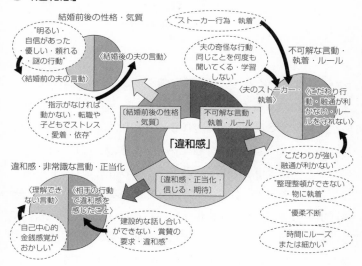

出典：著者作成

　アスペルガー症候群の夫の中には女性に騙されやすく、特にキャバクラの女性や会社、取引先の女性に〔執着〕し、浮気を繰り返す人も多いようです。たとえば、メールで「会いたい、元気か？」と２、３日毎に誘い続けます。「返事が来るということは俺に気がある。」と考え、しつこく誘ったりします。不思議なことに、夫は浮気を悪いことと思っていません。妻にバ

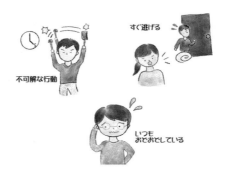

不可解な行動

すぐ逃げる

いつも
おどおどしている

レたら、聞きたくもない浮気の詳細を平気で妻に話すのです。浮気が妻にバレたことで面倒くさい、或いは相手の女性が怖い、飽きたとなると、妻に別れさせるように仕向け、後始末させる夫もいます。また、「自宅のトイレに入る前に夫が「あの、ちょっとご相談が……。お手洗いをお借りしてもよろしいでしょうか?」といちいち私の許可を求めるようになって、その理由が「なんでも事前に相談しろ」とおっしゃっていたのでと言われ、……自分（夫）の貴重な時間をお前（妻）の話し相手で潰されたことへの抗議及び以降は話があれば事前にアポを取れという主張だったみたい。」など、夫の〔不可解な言動〕に「違和感」を抱くようになった妻も多いのです。他にも、「帰宅時に私が笑顔で出迎えても文字通り腰を抜かして怯えて見せたり、私が通り過ぎるまで隠れていたり、1週間くらい連続で早朝5時半に鍋を叩いたり……」といった例もありました。

　こうした〔不可解な言動〕に妻は恐怖を感じている様子で、

また、夫は何も話さない（報連相がない）ため、失敗すること
が多く安心して任せられないと語る妻も多くいます。本当に理
解しているのか不安になり悩みを伝えても、答えやアドバイス
が返ってこないため、妻は虚しく思うようになるのです。

〈こだわり行動・融通が利かない・ルールを守れない〉夫
は、興味や関心がないことはすぐ忘れてしまう傾向にあり、妻
は夫に対し、毎度毎度説明し、教え込むことに疲弊していきま
す。〔ルール〕に縛られる一方で、物事に対して決断力がな
く、何かアクシデントがあった際は"優柔不断"になる傾向が
あり、「服装のバリエーションが少ない……というよりないで
す。付き合っていた頃は１種類のみで、現在も私が決めた数パ
ターンのみで、自分でコーディネートを考えられないみたいで
す。」など"こだわりが強い"のか、"優柔不断"なのか、とい
う悩みは多く語られていました。

また、"整理整頓ができない・物に執着"なども、ADHD が
併存しているタイプに多く見られます。「物をため込み捨てら
れず散らかしっぱなしである」という悩みは、妻の困りごとの
中でも多い悩みのようです。さらに、「明らかにゴミだろうと
思うものも捨てないで放置」している理由を、「まだ使えるか
もしれない。もしも大切なものだったら、捨てたらもったいな
いという不安な気持ちからだ」と語った夫もいました。これら
の言動は、妻から見ると面倒くさいが故の言い訳のように捉え
られます。

ADHD の傾向が強いアスペルガー症候群の夫は"時間に
ルーズ"といった一面もあり、義母も同じく"時間にルーズ"

だったようです。「両親から朝起きられない、などのエピソードを聞いていました。また、結婚式のスピーチでは会社の上司から遅刻の話をされたこともあります」という話もありました。"時間にルーズ"なために他人への迷惑もかなりかけているようで、実際に妻もそういった行動に対して夫の代わりに謝罪をするなどの尻ぬぐいをさせられています。

　こうした夫の数々の言動に対して、妻たちは「違和感」を抱くとともに、前述した「空虚感」も並列して感じる様子でした。また、「怒られるからとりあえず「ごめん」と言い、私より先に泣きます。その時は早くスッキリしたいだけで、解決したいという割にはその案を出さず、謝ればいいと思っていますね」といったように、アスペルガー症候群の夫は積極的に妻とコミュニケーションをとろうとはせず、できれば自分を"正当化"し、揉め事から逃げたいと思っていることが読み取れます。妻の要求に対応する術を知らないことが、夫婦のズレを大きくしているのだと思います。相手の要求を汲み取れないアスペルガー症候群の夫の中には、「幼少期から人の行動や気持ちがわからないときに、人のマネをすればよいと思っていた」と語った夫もおり、その発言に困惑し、「違和感」を覚えた妻もいました。

　また、「違和感」として、"金銭感覚がおかしい"夫の言動を語った妻が非常に多くいました。「娘の塾の話を相談した時も、「無料体験があるところのパンフレットをもってこい」と言われたので、「普通は娘が行きたい塾を検討するんじゃないの?」と聞くと「なんで高いお金を払って塾に行くんだ」との

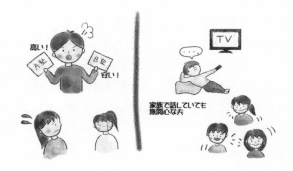

高い！
A塾

B塾
安い！

TV
・・・

家族で話していても
無関心な夫

返答で思考回路がかなり不思議で理解できません」との話があ
がるように、家族に対するお金に関して非常に厳しい対応をす
る夫が多くいます。アスペルガー症候群の夫は、自分のお金の
使い道には甘いにもかかわらず、なぜか家族のお金の使い道に
は厳しい態度をとる傾向があります。このように"自己中心
的"な夫に対し、妻は「家族は大切にされていない。なぜこの
人が夫（あるいは父親）なのだろう」と悲しくなると語ってお
り、やはり先に述べた「空虚感」への繋がりが深いことを示し
ています。

　アスペルガー症候群の夫が、結婚する前と後では別人のよう
に人が変わってしまったと話す妻も多くいます。家庭で問題が
起きても改善されたことはないにもかかわらず、他人や親に対
しては好印象でいたい夫は、外と内と態度のギャップが激しい
と言います。自分が悪者になるのが嫌なのか、すべて妻が悪い
ように話をすり替え、自分を正当化してその場から逃げるとい
う夫の態度が特に目立ちました。また、自身が納得できないこ

とや理解できないことに直面すると、とてつもない頻度で質問してくることもあるようです。このような夫に対し、妻からは、結婚前の夫は"明るい・自信があった・優しい・頼れる"など、とても好印象であったと聞くことが多くあります。しかし、ほとんどの夫は就職してから壁にぶつかり、社会で求められているコミュニケーションの取り方に苦戦していると話します。

　その状況に加え、結婚したことで妻、子どもを得たという環境の変化や責任により、アスペルガー症候群の夫にはとてつもない"ストレス"がかかっているように思われます。夫からすれば、結婚する前の妻は自分を理解し共感してくれる存在であったはずなのに、その妻から夫として、父親として、家族としての在り方を求められ、その言動や非常識な態度を注意されると、夫は「妻は全て自分のせいにして文句を言っており、自分を否定している」と受け取ってしまいます。そのネガティブな思考から、徐々に妻や子どもとの距離を置くようになり、関わりをもたなくなっていくのです。

　結婚とは夫婦が共に成長していくものですが、不器用なアスペルガー症候群の夫にとって、同じ波長で妻、子どもと共に成長していくことは難しいのかもしれません。結婚する前の妻は共感してくれる存在だったのに、今は煩わしい存在に思えてしまうと語ってくれた夫がいました。受け入れること、理解することに時間のかかるアスペルガー症候群の夫には、家庭で起こる様々な問題に対し、臨機応変に対応し、的確な対処をすることは難しいのだと思われます。そのストレスは数々の不可解な

言動として表面化され、混乱・逃避を繰り返しているのかもしれません。

　当たり前が通じないのがアスペルガー症候群の夫たちであり、これが妻たちを苦しめます。アスペルガー症候群の夫は、他人の体の不調は心配しないのに、自分の体の不調は異常なほど心配し、大したことではないのに、死ぬのではないかというくらいオーバーなリアクションをとると多くの妻たちは語ります。

● 「自尊心の喪失」

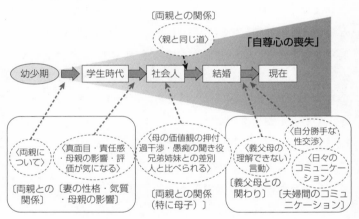

出典：著者作成

　夫婦間において、カサンドラ症候群の妻たちが、一番自尊心を喪失していく問題として、夫の〈自分勝手な性交渉〉があります。多くの妻が"性生活への不満（スキンシップが苦手・自分本位・性の不一致・性のはけ口・性行為ができない等)"や「違和

感」を語っています。また、仕事や子どもの世話で疲れ切っているのに夫に脅しを受け性生活の強要を求められた妻もいました。当初、妻たちは「経験が少なく不器用なのかと思っていたが、夫の自分勝手な性交渉から、次第に自分が性欲のはけ口であるかのように感じ、精神的にも満たされない日々が重なる」と話します。また、カサンドラ症候群の妻の中には、アスペルガー症候群の夫の特性が子どもに遺伝することに不安を抱いている人もいました。一方で、アスペルガー症候群の夫には子作りに積極的ではない人もおり、不妊治療に非協力的であるなどの話もありました。

　妻は夫に、〔日々のコミュニケーション〕を嘘でもいいからとってほしいと願っています。しかし、その心は夫には文章にしても届きません。一方で、家では妻と "コミュニケーションがとれない" のに、会社や外では人付き合いを普通にこなしているように妻には感じられ、何故自分にだけそのような態度をとるのかと不安になる妻は多くいます。家庭内で夫との〔日々のコミュニケーション〕を取ろうとすると、妻の知らないことに出くわすことになるのです。このことに関しては、「夫にアスペルガー症候群の診断があることを知りませんでした。付き合っているときも、自分から話してくれませんでした」など "大切な話を自分から言わない" といったエピソードを聞くことができ、また、妻が「悲しい」旨を伝えると、夫からは「わかった、もう二度と隠さない」との言葉はあるものの、その後は結局 "嘘をつく" などして誤魔化されるなど、改善されることが殆どないことがわかりました。

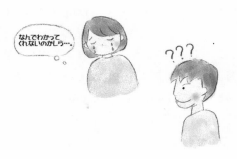

　妻たちは、この不可解な夫の言動を両親、義父母たちに相談
しますが、期待した答えやアドバイスはもらえません。それどこ
ろか、特に義母は、カサンドラ症候群の妻たちの症状を強く
助長する存在となることすらあるのです。カサンドラ症候群の
妻たちは、"義母の影響力" が大きく、家族で一番権力がある
と語っており、これが妻たちの「自尊心の喪失」の一因となっ
ているようです。たとえば、義母から「素敵なベビーベッドが
あったけれどどうする？」とメールがあって、「使わなくなっ
てからの処理が困るから、レンタルしました」と連絡したの
に、数日後「どうしても我慢できなくて買っちゃったの」と言
われた、など衝動的に勝手な行動をされたというエピソードも
語られました。他にも、「義母はお悔やみの文句を並べつつ
「○○ちゃん（犬）が亡くなったから、今度は泊まりで旅行に
行けるね。○○さんどこ行きたい？」と聞かれたことなどが語
られました。このように、義母においても「アスペルガー症候
群」の要素が強いとわかりました。

このような権力のある義母による、妻の「常識」を超えた形での家庭生活への介入が、妻の「自尊心の喪失」につながるのです。

　上記ではカサンドラ症候群の妻の「自尊心の喪失」について、〔義母との関わり〕をその一因として述べましたが、カサンドラ症候群の妻が成育された家庭環境や〔両親との関係〕、〔特に母子〕関係においても「自尊心の喪失」に繋がるエピソードは多く見受けられます。カサンドラ症候群の妻たちは、幼い頃から母親の権力や“両親の仲”が悪かったことなどで、心が落ち着かなかったと話します。「父は普段は温厚な人ですが、疲れていると、すぐ怒り物にあたるので、母も私もケガをするのではないかと恐くて心配でした。暴言も嫌でした。母はいつも愚痴を私に話すので、聞き役も嫌でした」との話があがるように、カサンドラ症候群の妻は“実母の顔色をうかがい”、“母親の愚痴の聞き役”に回り、母親のストレスのはけ口となっていた経緯が示されました。〈兄弟姉妹との差別〉や喧嘩の仲裁役として、あるいはストレスのはけ口として自分の感情は押し殺してしまってきた妻たちは多かったのです。

　一方で、カサンドラ症候群の妻の中には、昔からの“母親の過干渉”によって何でも話さないとお互い落ち着かないなど、今でも母親からの呪縛があると話す人もいました。カサンドラ症候群の妻は性格的に大人しく、口が立つタイプではない傾向にありますが、母親からは〈人と比べられる〉ことが多く、そのたびにさまざまな面において「もっと」を要求されたと言います。

このように、母親の存在が彼女たちにも大きく影響していることは、アスペルガー症候群の夫と出会う前に一度"離婚経験がある"など〈親と同じ道〉を辿ったカサンドラ症候群の妻の話からもわかりました。彼女たちは両親（特に母親）からの愛情を渇望していく中で、兄弟姉妹との間や家庭全体にいびつさが目立つ成育歴をもち、それがこのような性格や気質につながっていったのだと思われます。

　母親からの過度な期待やそれに基づくカサンドラ症候群の妻の人格形成のエピソードとしては、「私は断れる性格ではなかったですし、先生から言われたら従うしかないと思っていました。……嫌だと言えなかったですよね」といった話がありました。また、カサンドラ症候群の妻の1人は家庭環境が今もトラウマとして残っており、「傷ついていることを上手く話せなくなってしまった。きっと"自分の性格にも問題"があるのかと思います」とも話しています。このような話は、カサンドラ症候群の〔妻の性格・気質〕が特に表面化されたものであるといえます。

　他にも、幼少期は〈真面目〉で〈責任感〉があり、常に人からの〈評価が気になる〉性格であったと語るカサンドラ症候群の妻たちが多くいたことから、"ほっとけない""周りを気にする"性格であることはカサンドラ症候群の妻の共通点であるといえます。このようなカサンドラ症候群の〔妻の性格・気質〕には上記のとおり〔母親の存在〕が強く影響しています。常に母親に心配をかけないように、何か言われないようにと母親の存在を気にして、母親の価値観に支配され、両親の機嫌、顔色

をうかがいながら過ごしてきた妻たちも多いことが明らかになりました。

　カサンドラ症候群の妻たちは、夫との関係を話している途中ですら、母親とのエピソードを想起していました。「母親のことは好きです……でも」と話の論点から離れて、自ら母子の関係を語り始める妻たちも多くいました。時に感情的に、「母親からの束縛や母親に捕らわれている部分が原因で夫と上手くいかない」「私は母のお人形じゃない。母から解放されたい」と母親を強く否定する一方で、「母はいつも私を気にかけ、心配してくれる。本当はすごく優しい人であり強い人です。すごく繊細で弱い部分もあるし、いろいろ苦労してきたから……とても可哀そうな人です」と、会話の中で否定と肯定を繰り返していました。このやり取りは、夫の言動への「違和感」や「空虚感」を語る時と重なります。私は、カサンドラ症候群の妻たちが「好き」と口に出すことで、相手のことを好きであると信じたい、思い込みたいのではないかとの結論を得ました。

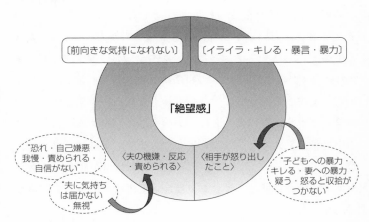

出典：著者作成

　妻は夫とのコミュニケーションをとるため、笑顔でいたり、感謝を述べるなどして、〈夫の機嫌〉を損ねないように努力をします。しかし、"夫に気持ちが届く"ことはなく、何かのスイッチが入った瞬間に、彼女の努力は「夫からの酷い言葉」として、跳ね返ってきます。不満を口にすれば、さらに追い打ちをかけるように"無視"をされたり、激しく〈責められる〉ため、"恐れ"を抱き〔前向きな気持ちになれない〕妻も多くいます。夫からの攻撃に対して、カサンドラ症候群の妻は「悔しくて言い返す自分にも"自己嫌悪"があって、"我慢"することに身体も心もついていかない」と話しており、逃げ場のない夫との生活に「絶望感」が生まれたことを語っていました。一度怒らせると夫は一言も話さず"無視"、言葉を交わす際も丁寧語でしか話さない、あるいは数時間から数日口を聞かず自室

に閉じこもることもあるそうです。

　この「絶望感」をさらに助長するのは、〔イライラ・キレる・暴言・暴力〕です。特に"子どもへの暴力"（「娘が「友達と出かけてもいい？」と言ったら、突然怒りだし、数回娘に蹴りを入れたことがありました。」とのお話がありました）などは許せない行為です。また、妻に対しても暴力を振るいます。何人かのカサンドラ症候群の妻たちは、夫の突然の"キレる"行動に驚きと恐怖を覚えると話していました。また、アスペルガー症候群の夫たちの中には、一度"怒ると収拾がつかない"人もおり、そのことに関してカサンドラ症候群の妻は辟易している様子も見られました。

● 「憎悪」

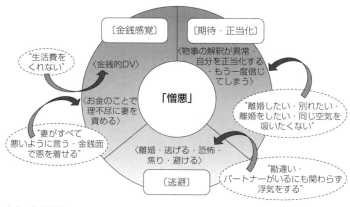

出典：著者作成

　カサンドラ症候群の妻たちが「憎悪」を抱くのは、夫に〈金

銭的 DV〉をされたときに多いようです。アスペルガー症候群の夫をもつ妻の殆どが、夫に対し金銭的な部分で不安や憎しみを抱いています。"生活費をくれない" アスペルガー症候群の夫は、金銭への感覚や思考が普通ではない人が多いのです。先ほども述べたとおり、特に妻や家族に対する金銭には異常な規制や制限をかけます。一方で、本人は浪費癖があったり、投資に依存する人も多くいます。夫から "金銭的" DV や、"金銭面で恩を着せられる" などし、何かある度に離婚をすると脅され、妻たちは精神的に追い込まれていることがわかりました。また、〔金銭感覚〕のおかしいアスペルガー症候群の夫には、「妻が（妻の）実父のお見舞いに行くときは、疲れて家事を手抜きしているため、自分の負担が増える。妻の帰宅が遅くなるから外食やお総菜で金が掛かる」と妻に言い放つなど、〈お金のことで理不尽に妻を責める〉一面も見られました。

　「憎悪」の他の例としては、やはり "パートナーがいるにも関わらず浮気をする" ことに対するものが挙げられます。浮気はアスペルガー症候群と併存する ADHD の傾向が強い人がしやすいことがわかりました。自閉症寄りのアスペルガー症候群の人で浮気をする人はほとんどいません。衝動的な特性や騙されやすい特性、思い込みや "勘違い" 等で浮気を継続してしまう人が多いのです。本人は浮気を悪いことであると認識していないなど、〈物事の解釈が通常とは異なる〉ため、妻は「憎悪」の感情の他、家族を捨てるのではという不安を感じてしまいます。妻は、夫は女性に騙されていると思っても、アスペルガー症候群の「言葉の意味を字義通りに受け取る特徴」のため、本

人は本気で相手の女性の言葉を〈信じてしまう〉のです。

　また、浮気はしていないものの、2週間もの間連絡が一切な
いなどのエピソードもあります。本来、長期間連絡がなければ
家族は心配するのが普通ですが、アスペルガー症候群の夫の目
線で見ると、会社の出張で場所も目的も決まっているのに、な
ぜ妻に連絡、報告をしなくてはいけないのかがわからないとい
う見解になってしまうのです。このような夫婦間の見解の違い
に疲れ切った妻は、〔逃避〕したい思いが募り、〈離婚〉の話に
まで繋がってしまった例もあります。この〔逃避〕に関して
は、あるカサンドラ症候群の妻は「夫から早く逃げたい、離れ
たい、"同じ空気を吸いたくない"。「焦燥感」でいっぱいです」
と話していました。他にもいきなりキレる夫に対し〈恐怖〉を
感じ〔逃避〕したいと話す人もいました。家庭の中で起こって
いる現象は外からは見えませんが、人が「憎悪」を抱くのには
やはり理由があるのです。

●「罪悪感」

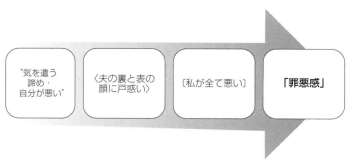

　"気を遣う
　諦め・
　自分が悪い"　→　〈夫の裏と表の
　　　　　　　　　顔に戸惑い〉　→　〔私が全て悪い〕　→　「罪悪感」

出典：著者作成

カサンドラ症候群の妻たちは、これまで述べたように夫に対して「憎悪」まで抱いていても、夫が不安そうな顔をみせる度、自分が気にし過ぎなのか、私が悪いのかという「罪悪感」が芽生え、怒りを抑え許してしまいます。しかし、「罪悪感」を抱く妻に反し、心無い言動を夫は平気でします。たとえば、妻が流産や入院・病気をしても、当日や翌日に自分の予定が入っていると、そちらを優先します。

　カサンドラ症候群の妻が夫に「罪悪感」をもってしまうときは、夫に本当の気持ちを話すときやヒステリックな状態になるときです。アスペルガー症候群の診断を受けている夫に対して、妻は特性だから、障害だからと理解していても、日々の生活の中で、夫の言動で感情をコントロールすることができないときがあります。診断はないものの、そうであろう夫に対し、妻は共に特性に向き合い、"気を遣い"、夫婦や家族としての構築を目指しますが、夫は受け入れることをしません。夫は外ではとてもいい人です。傍から見れば穏やかで大人しく、何も問題があるようには思えません。そのような〈夫の裏と表の顔に戸惑いを隠せない〉妻たちは、"自分が悪い"のではないかと自分を見失ってしまいます。また、夫の不可解な言動を妻が注意すると、アスペルガー症候群の夫は「なんで怒るの？そんなに怒らないでよ」と自分の状況を正しく判断できず、そのことがさらに妻たちの怒りを助長させていきます。この妻たちの夫に理解されない「一方的」な怒りは、純粋すぎる夫との対立から、いずれは妻の中で"自分が悪い"のではないかという葛藤に発展してしまうのです。一方で、「すべてお前が悪い」と妻

を責め立てるアスペルガー症候群の夫もおり、そうした夫と寄り添っている妻たちは「自分に問題があるから」「やはり私の努力が足りないのかもしれない」「私の我慢が足りないのだ」などと自分を責め、〔私がすべて悪い〕とヒステリックに夫を追い込んでしまっていることに罪悪感を持ち始めます。また、カサンドラ症候群の妻は勇気を出して、夫に辛かったこと、心に思っていることを伝えたとしても、アスペルガー症候群の夫に正しく伝わることはなく、"諦め"と同時に自己嫌悪や「罪悪感」で苦しくなってしまうのです。

 ## カウンセリング事例から

　ここで、さらに K 氏、M 氏ご夫婦の事例を基に、カサンドラ症候群になりやすい妻の成育歴、資質をみていくことにしましょう。

　K 氏は、10年前に突発性難聴を発病しました。今現在も右耳が聞きづらい状態にあります。5年前には心不全、脳出血を患い、大変辛い日々を過ごしました。この時期は相続の争いや次男の精神疾患、愛犬の治療、何よりご主人の浮気などで、心身共に疲れ切った状態でした。

　K 氏はとても真面目で人に気を遣う性格であり、争い事を好まず、温厚な性格ゆえに、自分の思っていることを表に出すことができずストレスとして溜め込んでしまう傾向があります。ときにカサンドラ症候群の症状から情緒不安定になり、睡

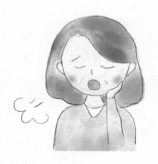

眠障害にも悩まされています。

● 初回のカウンセリング

初回のカウンセリングでは、ご主人の浮気が発覚したことによるショックと信頼していた夫に裏切られた悲しみから、毎日苦しい日々を過ごしていることを話してくれました。

K氏はご主人との離婚は考えてはおらず、夫の特性と、どのように向き合い、どのように夫を信じ復縁できるかを一緒に考え、努力していく方法を選びました。カウンセリングを重ねていくごとに、ポジティブに気持ちをもっていくことができるようになり、夫や実母に囚われすぎていた自分に気づくことができ、自分の成育歴や性格に目を向けるようになりました。

● 2回目のカウンセリング

1回目のカウンセリングはご主人との関係についてのお話が主でしたが、2回目のカウンセリングでは、ご主人のことより

もお母様との関係、ご長男とお嫁さんとの関係の話が中心となりました。

　カウンセリングをしていく中で、K氏は自分の心の中に封じ込めていた幼少期の辛い思い出を語り始めました。そして、幼、小、中、高、結婚に至るまで、K氏を上から押さえつけてきたお母様の存在に気づくことができました。お母様の呪縛から解放されることが、K氏の新しい未来の第一歩であると、その時、私は確信しました。息子さんとの関係が悪くなってしまった原因のひとつには、お母様が、お孫さんやお孫さんのお嫁さんに対して、実の母親のような執拗以上の関与をしたことにも原因があるのではないかと私は考えました。

　このことを踏まえ、次回のカウンセリングまでにお母様と距離を置き、幼少期から今現在に至るまで、お母様との関係で辛かった出来事やトラウマとして残っている思い出を、時系列でまとめていただくことをお願いしました。この時点では、お母様のことよりもK氏が一番辛く悩んでいる事柄は、息子さんとお嫁さんとのことだったので、どのような経緯で関係が悪化したのかを聞きました。結果、色々な誤解が引き金になり、関係が悪化してしまったように感じられました。

● 3、4回目のカウンセリング
──モラルハラスメントの存在

　3、4回目のカウンセリングでは幼少期から母親によるモラルハラスメントを受けていたことが判明しました。

　モラルハラスメント（以下、モラハラ）とは「精神的暴力」、

「精神的 DV」と呼ばれてきた見えない暴力を指す言葉です。当所にお越しになるクライエントの中には、日常的に夫や妻、恋人からモラハラを受けている女性、男性がたくさんいらっしゃいます。

　夫や妻、恋人から受けるモラハラ以外に、親、特に母親からのモラハラを受けているケースも非常に多くあります。母親からまともな愛情をもらえず、母親の暴言に傷つき、母親の身勝手さに苦しみ、しかし生きるために自分の感情を殺して、母親に従い思考を歪めてしまうということを、多くの方が子ども時代に経験しています。これは成人になったとき、結婚したとき、子どもができたときなどに、大きな影響を及ぼします。

　モラハラは人を人と思わず、嘘をついたり、相手を操ろうとしたりすることから始まり、それが始まった段階で止めてしまわなければ、それは次第に悪辣なものになっていき、相手の心の健康に重大な影響を及ぼすことになります。人を人と思わない、相手を操ろうとする、これこそが突発的な八つ当たりや、言葉遣いの荒い人との違いです。モラハラという行為が継続的に繰り返される家庭内においては、常に緊張と不安がつくりだされ、相手を精神的に、常に断崖絶壁にいるような感覚に追いつめていき、心をズタズタにしていくといわれています。

　このモラハラの行為は、時として発達障害（アスペルガー症候群）の人が配偶者にとる言動と似ていることから、パーソナリティからくるものなのか、発達障害（アスペルガー症候群）の特性から起こっているのか、見極めることが重要になっていきます。

先に述べたように、発達障害（アスペルガー症候群）の特性を持つ人との関わり方には、創意工夫が必要であり、パーソナリティから起こるものとは分けて考えなければなりません。

●母親との関係を考える

いずれにせよ、母親との関係は非常に重要なターニングポイントになります。ここに、母親の自己愛度を知るチェックリストがありますので、以下の問いに YES か NO で答えるテストを行ってみるのも良いと思います。

＊K 氏とお母様との関係については、その殆どが、この問いの YES に当てはまりました。

1. あなたの重要な問題について話し合うとき、母親が自分の話題に変えようとする。あなたの感情について話しているとき、母親が自分の感情を優先しようとする。
2. 母親があなたに嫉妬するような行動をとる。
3. 母親があなたに共感を示さない。
4. あなたがなにかをするとき、それが母親の評判をあげるときだけ、母親はあなたを支え、励ましてくれる。
5. 母親と心のつながりを感じたことがない。
6. 母親が娘のあなたを好きでいるのか、愛してくれているのか、何度も疑問に思ったことがある。
7. 人が見ているときだけ、母親はあなたのためになにかしてくれる。

8. あなたの身に重大なできごと（事故、病気、離婚など）が起きたとき、母親はあなたの気持ちよりも、それが母親自身の身に及ぼす影響を考えて行動する。

9. 母親が人目（家族、友人、同僚、世間など）をひどく気にする。

10. 母親があなたの感情を否定する。

11. 不都合なことが起きると、母親は自分の感情や行動の責任をとろうとせず、あなたや誰かのせいにする。

12. 母親はすぐに傷つく。問題を解決しようとせず、長いあいだ恨みつづける。

13. 自分が母親にうまく利用されていると感じる。

14. 母親の身体の不調（頭痛や病気、ストレス）の原因が、あなた自身にあるように感じる。

15. 子どものころ、母親の面倒を見なければならなかった。

16. 母親に受け入れられていないと感じる。

17. 母親があなたに対して批判的だ。

18. 母親と一緒にいると無力感を覚える。

19. 母親を恥ずかしく思うことがある。

20. 母親は本当のあなたを知らないと思う。

21. 母親は世界が自分を中心にまわるべきだと思っているように振る舞う。

22. あなたは自分が、母親から独立した別の人間になるのが難しいように思える。

23. 母親があなたの選択をうまくコントロールしようとする。

24. 自己中心から抑うつまで、母親の気分の触れ幅が大きい。

25. 母親がどこか嘘っぽく感じられる。

26. 幼いころから、母親の情緒的な欲求を満たさなければならないと感じてきた。

27. 母親と一緒にいると、いいように操られているように感じる。

28. あなたがだれか（人柄や人間性など本来のあなた）ではなく、なにをしたのか（成績や功績など）で、母親があなたの価値を決めるように感じる。

29. あなたを思いどおりに操ろうとする。母親が自分が犠牲者や殉教者のようにふるまう。

30. 母親があなたの気持ちを無視してあなたの行動を決める。

31. 母親があなたと張りあう。

32. 母親はなんでも自分の思いどおりでないと気がすまない。

● 母親による支配

　K氏は、このことからもおわかりのように、いつもお母様の支配下にありました。たとえば、K氏が嫌がるにもかかわらず、髪の毛をショートカットにされたり、ピアノの練習を毎日強制的にやらされたり（したくないと言ったらほうきでたたかれたことさえあったそうです）、小学校5年生で転校し、私立中学の受験のために越境入学させられ、バス・電車で1時間もか

かる学校に入れられたり、大学生になっても門限を21時と決められ、少しでも遅くなると、恐い顔をした母親が玄関で待っている、といったことがあったそうです。

　その影響で、Ｋ氏は、今現在もご健在のお母様の顔色を伺い、お母様の言葉に傷つき、頭の中からお母様の存在を消すこともできず、悩み、苦しんでいます。年老いた母に対して優しくし接しなくてはいけない。母の面倒をみなくてはならない。私は母のために頑張らなくてはいけない。「母は私のことを考え助言してくれているのだから。」そう言い聞かせながら我慢してきたそうです。

　しかし、Ｋ氏自身が子どもを産み、育てていくうちに母親の言動に疑問を感じるようになりました。自身が母親となってみて、自分が母親にされてきたことが真実の愛ではないのではないかと疑問に思い、とても信じられない気持ちなったそうです。

● Ｋ氏の現在

　Ｋ氏はお子様たちをとても愛しています。それは無償の愛だと言っていました。

　Ｋ氏は、今現在、お母様がご自分の子どもたちに実の母親のように接し、Ｋ氏を陥れようとする発言や嘘をついていることに、心が病んでしまっています。お母様が孫である息子さんやお嫁さんに対し、Ｋ氏の悪口を言っているようですが、Ｋ氏はお孫さん、息子さん、娘さん、お嫁さんのことをとても大切に思っています。このことは、Ｋ氏の子育ての中で、お子

様たちが一番理解しているのではないでしょうか？

　お嫁さんのお母様との関係でも、お母様同士、お手紙や電話のやり取りをしていたほど、非常に仲の良い関係であったと聞いています。それなのに……なぜ関係がギクシャクしてしまったのでしょうか？　誤解が解けるのであれば、以前のような仲の良い関係になりたいと話していました。

　K氏は現在、息子さん（ご長男）のことをすごく心配しています。「あの子はすごく繊細で優しい子です。次男ができてからは、主人は長男を厳しく育ててきたので、辛いことがあっても我慢してしまうような子なのです。何かあったら助けてあげたい。今、何もしてあげられないことが悲しいです」と泣き崩れていました。

　このようなK氏ですが、初回のカウンセリングから、少しずつですが体調も良くなってきています。K氏は自分を追い込んでしまう性格の持ち主なので、今後はご自分がもっと強くなることを期待したいと思います。

◉夫との関係の修復に向けて

　K氏は、夫の発達障害に目を向け、夫との関係の修復に向けても現在取り組んでいます。夫のM氏も来所していただき、「夫婦カウンセリング」を行っていく中で、実は夫の浮気は発達障害（診断の結果、アスペルガー症候群を併存するADHD）からくるものであったことがわかりました。

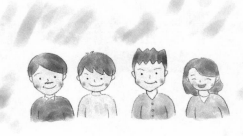

「カサンドラ症候群」からの脱出のために

　以上のように、カサンドラ症候群の症状は、夫婦における双方の成育歴や資質などが複雑に絡み合って生じるものと考えられます。まずは、夫婦双方における成育歴の振り返りや、自身におけるカサンドラ症候群に陥りやすい資質の有無などを今一度冷静に見直してみることにより、カサンドラ症候群からの脱出の第一歩を踏み出してみましょう。

第 5 章

カサンドラ症候群と HSP との関係

 ## HSP とは

HSP（Highly Sensitive Person）とは、文字どおり「とても敏感な人」を指す言葉です。

世の中のおよそ 5 人に 1 人が HSP だといわれています。

HSP は決して病気ではありません。HSP という概念はアメリカの心理学者でセラピストのエイレン・アーロンによって1996年に提唱されたもので、人を男性と女性という性別で 2 つに分けるように、とても敏感なタイプ（HSP）と、タフなタイプの 2 つに分けただけのことです（ちなみにこれは人間のみに当てはまる話ではありません。他の高等動物も同じです）。しかし、この分類は性別の違いよりも隔たりがあるようです。

「とても敏感」という言葉は、時代に応じて、「抑圧されている」「心配性」「恥ずかしがり屋／シャイ」あるいは不適切な表現として「悪い神経の持ち主」などの言葉で言い表されてきました。

エイレン・アーロンは、HSP とはさまざまな特徴が複雑に合わさった人たちである、としています。たとえば、「良心的」

「創造的」「インスピレーションを得やすい」「影響を受けやすい」「感情移入しやすい」などです。

　HSPの原因は脳内の情報処理能力が高いことではないかといわれています。気質として神経が高ぶりやすく、不安や緊張が他の人よりも強い傾向にあるため、無意識のうちに刺激に意識や注意を向けてしまい、感覚が敏感になるのではないかと考えられています。特に、人の影響を受けやすいので、人の表情や声のトーン、調子の変化などから相手の気持ちを読み取ることに長けていますし、その場の流れや空気をすぐに察知します。これはカサンドラ症候群の人の特徴に多くみられます。アスペルガー症候群（ADHDを併存している場合を含む）の人とは真逆の特性と言っても過言ではないくらいです。それゆえに、相手の問題を、無意識のうちに自分の問題と感じてしまい、強い責任感を抱いたり、そのことに苦しんだり、心配をしてしまうのでしょう。

　HSPは過度に刺激を受け続け、「引き返す」という選択肢を取ることができないときには、鬱になるか、怒りを爆発させるか、対処しきれないその状況から抜け出そうと何かしらの衝動的な行動に出ることがあるようです。

　たとえば、仕事を辞めてしまうとか、友だちと縁を切るとか、両親、兄弟、姉妹、恋人、配偶者を怒鳴りつけるとか、アルコールを過剰に摂取するとか、暴飲暴食に走るとかです。

　こうなったときのHSPの症状は境界性人格障害の症状に似ています。ただ境界性人格障害を持つ人たちが、怒りを覚える傾向がある一方、HSPは罪悪感や羞恥心を抱きやすい傾向が

あります。HSP の方が、他人に迷惑をかけたときに後悔しやすいのです。他の人を傷つけてしまうと、しばらく悲しみ、自分のことを責め続けてしまうこともあるでしょう。

　HSP の人が自分に高い基準を設けてしまう大抵の要因は、自尊心が低いことにあります。高い基準は、自尊心の低さを補うために設けたもので、愛される価値が自分にあると信じる気持ちが弱ければ弱いほど、それを取り返すための戦略をとってしまうのです。

 ## HSP の特性

1　刺激に敏感に反応する

・五感（視覚、聴覚、臭覚、味覚、触覚）、及び、いわゆる第六感が敏感でストレス反応が大きくなる。

・危険を察知する神経の働きが強い。

・リスク回避が上手である。

・音や目に入るものに敏感、人混みや人がたくさんいる狭い空間が苦手。

2　空気を読みすぎる

・人が考えていることや感情に敏感で、空気を読みすぎる傾向がある。

・共感性が強い、人の気持ちがわかる。

・自分と他人の間に線を上手く引けず、「自分は自分、他人は他人」を意識することが難しい。

3　人の影響を受けやすい

　「空気を読みすぎる」と似ていますが、以下のようなことが挙げられます。

・同じ空間の中で怒っている人や不機嫌な人がいると、自分と関係なくてもドキドキする。

・他人の気分にとても左右されやすい。

・人の悩み相談を受けているうちに、自分も暗い気持ちになる。

4　心も体も人より疲れやすい

・人よりも周囲の状況に敏感なため、いつも細かく気を使い、その場の空気を読み取ろうとするため、常にアンテナを張っている状態で疲れやすい。

・小さなことが気になってしまったり、人を傷つけたのではないかとずっと心配する。

5　慎重で、自分のペースで行動する。ひとりでいる時間を好む

・感受性が強く、ひとりで考えごとをしたり、芸術鑑賞などひとりでゆっくりできる場所を好む。

・大勢の人と一緒にいると、いろんなところに感覚を研ぎ澄ませてしまうため疲れてしまう。

・人の目のない空間に、逃げ込みたいと思う。

HSP の人は、繊細な気遣いをしたり、他者の心の動きに敏

感に反応してしまうため、相談者の気持ちに同情したり、同調するように、自然と行動してしまいます。その際、他者の攻撃的な気持ちや怒りの気持ちでさえ、共感してしまうため、相手の「この怒り、どこにぶつければいいの」という思いを感じ取り、それをあえて受け止めてあげようとする行動をとったりします。このように、いわばサンドバックのような状態となり、無意識に他人の攻撃欲を満たしてしまうことがあるのです。

以上、HSP について簡単に説明をしてきましたが、これを読んで「私は、もしかして HSP……？」と感じたカサンドラ症候群の人は、今一度、ご自身の資質、成育歴を振り返ってみて下さい。

 ## カサンドラ症候群と HSP

ここ最近、「私は HSP ではないかと思うのですが……」と相談にお越しになるクライエントが多くなりました。

ここ 3〜4 年前くらいから少しずつ認知されてきた HSP の気質について、本書で紹介させていただこうと思ったのは、カサンドラ症候群と思われるクライエントと HSP のカウンセリングにお越しになったクライエントの資質や成育歴が似通っていると感じることが多くなったからです。

カサンドラ症候群の人たちは、必要以上に、アスペルガー症候群の夫（妻）の思考や言動に振り回され、日常的に自分から相手に合わせにいってしまうという傾向があります。アスペル

ガー症候群の人の言動は、ときにモラハラやDVにあたるような場合もありますが、カサンドラ症候群の人の中には、このようなモラハラやDVを受けている状態であることへの認識に欠けている人もいます。

　カウンセリング中に、夫の話をしていて憎しみや怒りを爆発させてくれる当たり前の感情の持ち主のクライエントなら「それは当然の怒りですね」と安心して傾聴できるのですが、過剰に怯え、震え、気分が悪くなる人、過呼吸を起こす人もいて、とても心配になります。

　ここまでの症状は、果たして夫から受ける言動によるものだけなのか、それとも他に何か別な要因が影響しているのではないかなどと考えていくうちに、私は彼女たちが人の言動の先の先まで読んで敏感に感じてしまうのは、HSPの資質をもっているからではないか、と思うようになりました。

　実際、カサンドラ症候群の人の中には自分で作り上げてしまった連想、イメージがずっと頭から離れず、さらにネガティブな方向に想像を膨らませ、苦しんでいる人がたくさんいます。

　カサンドラの症候群の症状が悪化してしまった人は、ひょっとしたらカサンドラ症候群の資質に加えて、元々もっているHSPの気質が併存してしまっているのかもしれません。

　そこで、HSPの気質を少し理解することで、子どものときから感じていた違和感や不安感、自己肯定感の低下、自尊心の喪失などと向き合い、今も続く生きづらさを少しでも軽減していただきたいと思います。

　まずは、自分の特性を知り、自分を理解してあげることが、

とても大切です。

「カサンドラ症候群」「HSP」からの脱出のために

● 「自分」と「他人」との間にきちんと境界線を引く

　私はカウンセリング中に、「パートナーと自分との間に、しっかりと【境界線】を引きましょう。【境界線】を引くのは決して夫（妻）との関係だけではありません。親子の関係にも【境界線】は必要です」と、クライエントに伝えることがよくあります。

　私たちは、自分と他人との間に目に見えない境界線をもって生きています。自分の土地と他人の土地にも境界線が引かれているように、人間の関係にもこの境界線を引くことは必要です。境界線をまたいで相手の土地（心）に侵入してはいけません。このような【境界線】によって、我々は、相手の考えや心を過度に自分の中に入れたり、背負ったり、抱えたりしてしまうことを防いでいるのです。

　ところが恋人、夫婦、家族になると、この境界線が曖昧な形となり、自分と他人の区別、個々に持っている人間の権利でさえ区別ができなくなってしまいます。

　夫には夫の人生、妻には妻の人生があります。実父母、子どもにも個々の人生があります。たとえ血縁関係でも、それを侵害してはいけません。

　カサンドラ症候群と HSP に共通する大きな特徴として、他人と自分の間の境界線がしっかり引かれていない、あるいは引

かれているとしても、それが薄いことがあげられます。境界線をまたいで、相手のテリトリーに侵入すれば、相手の問題や考えで自分の頭、心がいっぱいになってしまいます。たとえば、夫（妻）や実母の言葉や態度に傷つきやすく、さらに相手の心を汲み取りすぎて、顧慮してばかりでは、自分が抱いたネガティブな感情をどのように処理して良いかわからなくなってしまいます。

　まずは相手との間にきちんと【境界線】を引き、自分の問題と相手の問題を「区別」することが何より大切です。

第6章

カサンドラ症候群から
抜け出すために

 カウンセリングを利用しよう

カウンセリングってどんなものなのだろう？何を話して良いのだろう？

どこまで話をすればいいのか？カウンセリングを受けることで自分たちの苦しみや悩みは緩和されるのだろうか？……。このように半信半疑な気持ちのまま、カウンセリングにお越しになるクライエントがたくさんいらっしゃいます。

カウンセリングは、精神科の病院や診療内科で行う「治療」とは異なります。そのため専門医師による投薬等の治療を行うことはできません。

当所にお越しのクライエントの中には「専門の病院では患者の話をじっくり聴くということがなく、体の症状を話したら薬を出されておしまいで、何が原因でこの病気になったのか教えてくれない」「原因が何なのかさえも聞いてくれないです」「私は本当に病気なのだろうか、薬を飲んでも全然気持ちがスッキリしないし、症状が良くならないのです」「医者は薬を飲めば良くなると言うだけで、私の話を聞いてくれません。私は話を聞いてもらいたいのに」とおっしゃる人が非常に多くいます。

精神科や診療内科の先生は患者の体の辛さの軽減を第一に考え、個々の患者に合ったお薬を処方しています。

　そのため、上記のように心の負担軽減に直接的に繋がっていると実感するクライエントは少なく、自己の判断で病院に通うことを断念してしまう人もいるくらいです。しかし、自己の判断で医師から処方された薬の服用をやめてしまったり、病院への通院をやめてしまってはいけません。精神疾患に対しては、医学的な側面からの「治療」も必要だからです。

　私も、まず初めに、お薬はご自分の判断で中止することはせず、お医者様の指示に従って服用していただきたいことをお話ししてからカウンセリングに入ります。

　一方で、心の問題や話したいこと、聞いてもらいたいことは、「カウンセリング」を通じて伝えていただきたいと思っています。カウンセラーは、相談者の心の負担を軽減させることを第一に考え、カウンセリングを行っています。心の中の不安な気持ちは、カウンセリングを通して和らげてほしいと思っています。

　日本では病院での治療の他にカウンセリングを行うということが、まだまだ浸透していないのが現状です。一方で、欧米では日々の生活の中でカウンセリングを上手に取り入れ充実した日々を送っている人が多くいます。人はみな誰しも、程度の差はあれ、少なからず悩みや不安を抱えているものです。その中でご自分の安心できる場所があるということは、今のストレス社会といわれる時代において、対人関係を上手に乗り越えて行くための糧になると思います。

夫婦修復、構築に向けてのカウンセリングを行っているところも多数ありますが、発達障害（アスペルガー症候群・ADHD）とカサンドラ症候群夫婦に向けての専門カウンセラーは、まだまだ少ないのが現状です。特に大人の発達障害、カサンドラ症候群はここ最近認知されてきたものです。新しい概念もたくさんあるので、今後、ますますデータ研究、質的研究が必要になってくる分野であると思われます。

「発達障害」（特に「アスペルガー症候群」及び「ADHD」）に対する分析と理解

　カサンドラ症候群からの脱出のためには、自身の症状の直接的な原因となっているパートナーの「発達障害」（特に「アスペルガー症候群」及び「ADHD」）について分析し、理解をすることが大切です。

　もちろん、私もカウンセリング中のクライエントの思考が全て理解できているのかと質問されれば、胸を張って「理解できています」と言い切ることはできません。アスペルガー症候群（ADHDを併存している場合を含む）である人々の思考や感情も、当然のことながら、その時々で変わるからです。

　しかし、パートナーの「発達障害」について理解する努力をせずにいることは、何もわからずに苦しみ続けることを意味するので、これではカサンドラ症候群からの脱出はできません。

　そこで、今までに述べてきた内容について、より理解を深めるという意味も含め、ここでもう一度、「発達障害」（特に「ア

スペルガー症候群」及び「ADHD」）について説明しましょう。

● 「発達障害」の原因と「発達障害」ゆえの苦しみ

　最新の研究で「発達障害」は脳の機能の不具合によって引き起こされるということまではわかってきました。しかし、その不具合がなぜ起きるのかについては、不明な点が多いのが現状です。不具合が生じる原因については、遺伝的な要因や母体内での感染、出産時のトラブル、環境ホルモンの影響などが指摘されていますが、未だ詳細はわかっていません。

　発達障害には、脳の前頭葉や間脳、小脳、海馬、扁桃体などの機能低下が関係しているといわれています。たとえば、ADHD の場合は前頭葉の前頭前野（記憶や感情、行動のコントロールに深く係わっている）の働きが弱いため、自分の行動や感情がうまくコントロールできなくなると考えられています。前頭前野は、複数の情報を整理統合し、不要な情報をカットして集中させる働きもありますから、これが十分に機能しないと、さまざまなトラブルが起きて、ADHD の症状につながってしまうといわれています。

　また、アスペルガー症候群も、なんらかの原因で脳の機能に不具合が起き、脳と体の各分野との情報のやりとりがうまくいかなくなって起こると考えられています。また、生まれつきのものではありますが、その人を取り巻く環境によっても大きく左右されます。

　「発達障害」の人たちは、人の気持ちや考えを直観的に読み取る能力の発達がゆっくりしています。通常の場合は深く考え

なくても、「こういうときに相手はこう思うだろう」とか、「自分がこう言ったら、相手はこう感じるだろう」と、直観的に推測できるため、相手の立場に立ち、その考えや信念、感情を理解することができます。これを「心の理論」といいますが、アスペルガー症候群である人はこの「心の理論」が乏しいため、コミュニケーションがスムーズにとりにくいのです。

この「心の理論」について、あるクライエントが自分の中で起きている事象をこう話してくれました。「私は、人の言葉が「ストン」と、自分の中に下りてくるまでに時間がかかります。その言葉を理解し「ストン」と自分の頭や心の中に落とし込む作業に数分かかっている間に、外部（会社の上司、同僚、お客様など）や配偶者は、続けざまに新しい言葉や情報を発信してきます。まだ、前の言葉や情報の整理ができてない状態で侵入してくると、頭の中で整理できず混乱します。答えられないで黙っていると、相手から「人の話を聞いているのか？」「ちゃんと考えているのか？」「自分の考えを話して！」「今すぐ私の質問に答えて！」と一方的に質問されたり、答えを要求されるので、「自分は相手から責め立てられている」「文句を言われている」と感じてしまい、すごく落ち込みます。そして不快になります。それと同時にイライラ、怒りがこみ上げてきて、その場から逃げ出したくなるときもあります」。

私たちは、会話の中で自然に相手の言葉を整理し、考え、答えていますが、アスペルガー症候群である人にとってはその作業は、とても大変なことなのです。

これが「心の理論」の欠如による、「会話のキャッチボール

ができない」ということです。

●「アスペルガー症候群」と「ADHD」の併存とその思考回路

次に、アスペルガー症候群と ADHD を併存する人たちはどのように考えているのか？クライエントの事例から説明していきます。

クライエントの言葉を借りると ADHD の人たちは「今を生きている」人達です。今、楽しいことや満足できることを追求しています。通常の人が考える「やりたくないけど、今やっておけば、後が楽だから頑張ろう！」「やりたくないけど、今やらなくてはいけない！」という発想はありません。これは、「報酬系の障害」といいます。そのため、彼らはやるべきことを後回しにします。面倒くさいことはズルズルと先延ばしにし、結局忘れてしまうのです。彼らがやる気を出すときは、「自分の興味があること、自分にとって面白い、お得だ」と思ったときだけです。

実行機能の障害としては、「ルール、決まりを忘れてしまいがちで、過去の経験を生かせない」「未来（将来）を考えて計画できない」「やるべきことを記憶するのが苦手」「活動に必要な記憶の保持ができない」「目標に向かって計画を立て行動できない」「運動や衝動のコントロールが下手なため、後から自分に降りかかってくることを未然に防ぐことができない」などがあります。

対して、報酬系の障害としては、目的ある行動のための動機づけが困難であるため、自分が楽しい、あるいは興味があるこ

とでないと動機づけがしにくいというものがあります。

　彼らの脳は、本能的に損か得か、勝ちか負けかの判断をします。特に、夫婦の関係ではこの脳の判断から「妻（夫）の言うことを認めたら負けだ」「妻（夫）、家族のために時間を使うことは無駄だ」など、脳が「勝敗」「損得勘定」で動いてしまう特性があることを、クライエントの協力から得た情報により、理解することができました。

　大人のアスペルガー症候群の人は、この ADHD の特性を併わせもっているケースが非常に多くあります。

◉ パートナーの感じる「違和感」

　では、カサンドラ症候群の人たちは上記の特性をもつパートナーたちとの日々の生活の中で、どのような言動に違和感をもっているのでしょうか。

パートナーの不可解な思考の一例

・レストランやチケット購入などの列を待つことができない。

・おしゃべりで、早口で自分中心にしゃべるが、会話のやりとりに不自然さはないため、周りからは「ちょっと変だな」としか思われない。

・周囲の反感を買う行動（たとえば運転が荒い、順番を守らないで割り込むなど）を起こしやすいためトラブルになりやすいが、基本的には対人関係が理解できるので、一応、適切な関係を築くことができる。

・聴覚、視覚、触覚などで過敏さや鈍感さが見られる。（雑音を嫌がる。人混みを嫌がる。同じ素材の洋服しか着ない。すべての物の素材にこだわる。食べ物の好き嫌いが多い。同じものを食べ続ける。音に敏感でガヤガヤしているところを嫌がる）。

・ケアレスミスが多い（旅行やレストラン、仕事のダブルブッキング……）、いつも探しものをしている（携帯電話、財布、メガネ……）、整理整頓が苦手（自分の机の周りがゴチャゴチャ、服の脱ぎ捨て、ごみを捨てない）。

・すぐに気が散る（音楽を聞きだす。すぐ席から離れる）、集中力が持続しない（家事を中途半端にして逃げ出す）、手や足をいつもそわそわ動かす（貧乏ゆすり、指を鳴らす）、順番を待てない（みんなが揃ってから食べることができない、待てずに勝手に食べ始める）、せっかち（後ろを振り返らず、スタスタと一人で歩いて行ってしまう）、おしゃべり（自分の興味のある話や、自分の考えを話しだすと止まらない）。

・配偶者、子ども、友人にちょっかいを出す（子どものゲーム中に奪い取って邪魔をする。料理作りの邪魔をする。会話中に割り込んでくる）

・その場の状況やルールを理解していない、（車の事故を起こしたとき、救急車やパトカーのサイレンが鳴ったとき、停電になったとき、冠婚葬祭のときなどに）落ち着かず動き回る。

・好きなことには熱中するが、興味のないものに対しては集中できない（子どものお遊戯会や運動会には熱中するが、保護者、説明会などには参加しない。参加してもすぐに寝てし

まう）。

・難しい言葉を使う、不適切な敬語を使う（親や兄弟、姉妹、上司などに対して異常な敬語を使う）、話し相手を無視した一方的な会話、言葉の意味を字義どおりに捉えるため、たとえ話やユーモアが通じない（配偶者や子ども、友人などの冗談やユーモアを字義通りにとり、突然怒りだす）。

・風変わり、相手の気持ちを考えずに人とかかわるため、他人から変な目で見られたり嫌がられたりする、家族も同じように思われることもあるため、妻（夫）も子どもも迷惑を感じる場合がある。

・相手の言葉を字義通りに受け取る傾向にあるので、人に騙されることがよくある、真意を読み取り共感できないため、意味不明な言動をする、自分の気持ちを上手くあらわせない時は黙る、人から悪く思われないために、とりあえず印象をよくみせようと、平気で嘘をついたりする。

・興味の幅が狭く、深い。興味を持ったものの情報や事実を集めるために膨大な時間を費やす（投資・ゲーム・趣味のパンフレット、車のパンフレット、電化商品のチラシ広告などを集める）。

・不器用さ（発達性協調性運動障害）がよく見られる（お皿を上手く重ねることができない。隙間に物を入れられない）。

・逆に器用すぎる（料理、日曜大工、寄木細工、切り絵、……）。

などがあります。

● 「カサンドラ症候群」と「違和感」

　アスペルガー症候群であるパートナーとの関係でカサンドラ症候群の症状がひどくなるケースは、パートナーから受ける、上記のような外からはわかりづらい違和感や羞恥心、恐怖、威圧感、孤独感を感じたとき、あるいはパートナーから独特の論理的攻撃などを受けたときです。

　アスペルガー症候群の人は、既に述べたように単語の定義が狭く、解釈が画一的であったりするため、言葉を字義通りに捉えやすい傾向にあります。あるいは書き言葉としゃべり言葉がそれほど分離しておらず、文章で使うような単語や表現をしゃべり言葉でも使い続けることがあり、言葉の選び方や使い方について、相手に違和感を感じさせることがあります。

　この特徴のせいで、一緒に会話をしていても他人行儀、あるいは上から物を言われ馬鹿にされている、ダメな人間だと罵られていると感じるパートナーも多くいます。

　それを本人に指摘しても、このような「特徴」は無意識のうちに形成されていくため彼らはそれを悪いと感じていないことも多く、そのためにさらにひどい発言をすることもあります。それによってカサンドラ症候群の人は、自身の特性も相まって、とても傷つくのです。

　また、自分の視点にとどまり他者の視点が入りにくいこともあり、空気が読めないために、明文化されてない、ルール化されていない事柄に関しては、その場の雰囲気を壊すこともあります。

　自分の視点にとどまりやすく、他者の視点が入りにくいとい

うのは、気持ちの面でも自分以外の他の人の視点を持ちづらいということに繋がり、場合によっては共感がしづらい（＝人の気持ちがわかりづらい）ことにも繋がってしまいます。

決して、彼らは心が冷たいわけではなく、他者思いでないわけではないのですが、その「特性」のためにかなり意識をしないと他の人の視点で状況や気持ちを理解することができず、自分勝手で不遜な振る舞い、あるいはその場にふさわしくない奇異的な言動を起こしかねないのです。

そして、アスペルガー症候群の特徴が強いと、規則的なものへのこだわりが強いので、臨機応変な態度を取ることが難しくなります。

一方で、この「規則的なものへのこだわり」が数字の分野で秀でると数学の才能が際立つケースもあり、クライエントの中には数学、物理学の博士号をもつ人もいます。また、お金を生み出す能力に長けていたりもします。投資を好む人も多く、会社経営をしているクライエントも非常に多くいます。しかし、生活面での規則性があまり強いと生きづらさが強くなるケースもあり、最近ではゲームやインターネット、仕事を終わらせないと眠れない、いつか必要になるかもしれないものだから捨てられない、戸締りをちゃんとしたか何度も確認しないと不安である、スケジュールがしっかり決まっていないと落ち着かない、など脅迫性不安障害と重なる場合もあります。

また、ADHDの症状が強いアスペルガー症候群の場合にはお金、異性関係、ギャンブル、買い物などに対する依存的要素も顕著に表れますので、自分の趣味や人との付き合いでお金を

費やし、または人にだまされることで、結果的に破産してしまう人もいます。

　途中でやめられない、他人に対して何も言えない、断れない、良い人でいたいと思うことが、このようなトラブルを引き起こす可能性もあるので注意が必要です。いずれにせよ、アスペルガー症候群の人の配偶者やパートナーは、彼らの不可解な言動に対して、「違和感」を感じながら、問題が起こることのないように常にアンテナを張っている状態なのです。

● 「アスペルガー症候群」と「カサンドラ症候群」の衝突による関係性の悪化

　アスペルガー症候群の人の配偶者やパートナーは、相手と堂々巡りの言い争いを何時間もすることがあります。彼らは淡々と理屈を捏ね、論理的に押さえ込むので、「配偶者やパートナーは「そうじゃない。なぜわからないの？」と説明し続けますが、相手には響きません。ときにパートナーがヒステリックに反論しても理解してもらえず、一方的に自分の考えを正当化して話をすり替えてしまいます。

　このような相手の態度に腹が立ち、許せないと感じたカサンドラ症候群の人の中には、手が出てしまう、物に当たってしまう、子どもに当たってしまうという人もいます。

　実際に手を出してしまった際には、アスペルガー症候群の相手から犯罪者のように扱われ、「暴力は止めて下さい。暴力は止めて下さい」「DVだ！DVだ！」「子どもを虐待している」「器物損壊だ！」と何度も言われ、挙句の果てに、アスペル

ガー症候群の夫（妻）が警察を呼び、事情聴取までされてしまったというカサンドラ症候群の妻（夫）が何人もいました。

　カサンドラ症候群の人たちは、アスペルガー症候群のパートナーによって、自分がとても嫌なひどい人間のように仕立てられ、「犯罪者」のような扱いをされるときがあると話します。また、「貴方は頭がおかしい、病院に行った方がいい」「精神異常者だ」「君は精神病だから、精神科、診療内科を受診した方がいい。そして入院した方がいい」などとアスペルガー症候群のパートナーに促された人もいます。

　このように、徐々に人格を否定され続け、自尊心の喪失、自己肯定感の低下により鬱病になってしまったカサンドラ症候群の人たちもたくさんいます。

　また、親から虐待を受けたアスペルガー症候群の人は、自分を守るためにパートナーを罵倒したり、暴力を振るったり、物を破壊したり、威嚇して黙らせるというモラハラ的な言動をすることもあります。

　私はカウンセリングの事例から、アスペルガー症候群とカサンドラ症候群の夫婦、カップルの修復、構築はプロに任せていただきたいと強く感じるときがあります。配偶者やパートナーがアスペルガー症候群の人をあの手この手を使って説得、納得、理解させようと奮闘しても、すぐ跳ね返されてしまいます。

　なぜなら、彼ら（彼女ら）は本当に相手が何を言っているのかが理解できず、「知りたい」というただそれだけで執拗なほどに配偶者やパートナーに問いかけをしてくるからです。

その問いかけは、彼ら（彼女ら）自身の常識やルールに基づいているので、話の本筋はどんどんずれていってしまいます。気がつけばカサンドラ症候群の人たちはアスペルガー症候群流の論説に巻き込まれてしまい、何も解決できないまま、その場を流されてしまいます。それが繰り返されていくうちに、いつしか相手に対して「何をやっても（言っても）無理、無駄だ」と配偶者やパートナーは諦め、心を閉ざし、必要最低限の会話しかしなくなるのです。

　彼らには悪意や計算はないのですが、普通や常識を重んじるカサンドラ症候群の人たちにとっては、彼らの起こす言動が理解できず、苦悩が続くことになります。

　このように、カサンドラ症候群から脱出するためには、自分1人の力だけでは困難なので、いろいろな人、場合によっては専門家の介入やアドバイス、アプローチが必要です。

● 「アスペルガー症候群」＝「悪い人」という理解からの脱却

　これまで述べてきたことからは、アスペルガー症候群の人が「悪い人」「冷たい人」という印象を持つ人も多いと思います。特に、現実にアスペルガー症候群のパートナーをもって苦労している人はこの「悪い人」「冷たい人」という気持ちを強くもっていることがほとんどといっても過言ではないでしょう。

　しかしながら、アスペルガー症候群の人たちは、基本的に周りの人が思うほど、冷たい人間ではありません。下心などはもっておらず、むしろ純粋で良い人たちであるとさえ感じることがあります。彼ら（彼女ら）は、その「特性」ゆえに、「違

和感」を感じさせるような言動をしてしまっているだけなのです。このような部分があるからこそ、カサンドラ症候群の人たちは、苦しむ一方で期待して信じ、「罪悪感」を抱いたりしてしまうのでしょう。

　アスペルガー症候群、ADHD の特性により問題となる事柄は確かに多くありますが、彼らはその事象に対する学びや訓練をしてこなかっただけであり、その方法を習得しようがなかっただけなのです。

● 「アスペルガー症候群」の人たちも学び成長している

　私のカウンセリングでは、アスペルガー症候群、ADHD の特性により問題となる事柄が起きた場合において、正しい行動や発言のアドバイスをしています。知らずに過ちを犯してしまった場合は、二度と繰り返さないように適切な対応を一緒に考えればよいのです。

　アスペルガー症候群の人たちの中には、前回と今回とでカウンセリングで話している内容が、まったく変わっているという人が多くいます。ほとんどの人は完全に忘れてしまっているのだろうと思いますが、中には、意図的に忘れたフリ、覚えていないフリをする人もいます。そのようなことを防ぐため、私は必ずカウンセリング中にメモを取り、必要なことはクライエントにもメモを取ってもらいます。そして必ず、次回までに最低1つ宿題を出すようにしています。次回のカウンセリングでその宿題に向けた回答をしてもらうためです。地道な作業のよう

に感じますが、この作業はとても重要です。

　当所にお越しのクライエントにいつもお伝えすることは、同じアスペルガー症候群、ADHDでも人それぞれの個性があり、その症状も個々に違うということです。症状は、全ての人に当てはまるわけではないため、クライエントには「自身に合った関わり方やアプローチの仕方を一緒に考えていきましょう」と伝えます。アスペルガー症候群の人たちが「必ずしも全く苦しんでいないのか」というと、そうではないからです。

　私のところに定期的にお越しになるクライエントは、どうしたらパートナーと上手くやっていけるのかを一緒に考え努力をし続けてくれる人がほとんどです。初めは反発的でも、「先生、彼女（妻）と上手く結婚生活を継続させるためには、どうすれば良いのでしょうか」と話してくれるようになった人もいます。ご自身が人と違う思考をし、間違った行動をしてしまうことに気づいている人も少なくはないのです。

　私がカサンドラ症候群の皆さんに伝えたいことは、アスペルガー症候群の特徴を一定の枠で決めつけ、主観を入れて考えてはいけないということです。なぜなら、この特性は、タイプ別に積極的、攻撃的、受身的とがあり、加えてそれが強く表れるタイプ、弱く表れるタイプがあるからです。

　アプローチの仕方や接し方、相手にしてほしいこと、してほしくないことの伝達方法を間違えると、さらに関係が悪化する恐れがあります。彼らの怒りや反発を助長してしまうことにもなりかねませんのでアプローチの仕方には注意が必要です。

　やって良いこと、やってはいけないことをインプットしてい

かなければならないことは当たり前として、一番難解な、人の気持ち、人が持っている感情（辛い、苦しい、痛い、悲しい、優しさ、思いやり、物事の共有）を自分に置き換えるための指示を明確に与え、それを記憶としてインプットさせることが彼らには必要なのです。

　アスペルガー症候群の人たちが、普段パートナーに対してどのように関わって接しているのかは、カウンセリングを通しても、その全てはわかりません。しかし、妻（夫）からパートナーに変化があったという報告をいただくと、彼ら（彼女ら）が頑張っていることが伝わってきます。私と信頼関係を築いてくれた彼らは、毎回真剣に自分の特性と向き合い、パートナーとの関係を修復するための努力をしてくれています。

　これまでに説明したアスペルガー症候群の特性ゆえにすぐに結果は出せなくとも、彼らは少しずつ学びを深め、訓練を行っています。

　周囲の人は是非、一生懸命努力しているアスペルガー症候群の人たちを信じていただきたいと思います。そして、諦めないでほしいと思います。

● 夫婦関係再構築への道

　私が専門家としてカウンセリングに来られたクライエントに行っている訓練の内容を少しご紹介します。

　まずは、アスペルガー症候群を抱える人（以下「彼ら」といいます）に「一般的」「常識的」な考え方を具体的に落とし込んでいく作業から始まります。私は、架空の設定を用意した上

で、彼らに対して「こんなことが起きたときはどうしますか？」と聞きます。「一般的」「常識的」だと思われる考え方や答えが出てくるまで、「ではこのような場合はどうしますか？」と質問を繰り返していきます。

　彼らは、他人の立場に立って考えることが困難であるという特性を持っていますから、当然、これは大変難しい作業になります。このような、自ら状況を考え想像し、それを言葉に出して表現してもらうという大変難しい作業を、まずはカウンセラーを相手に行ってもらいます。第三者であるカウンセラーに対してこのような作業ができなければ、より距離が近く私情も入りやすいパートナーとの関係で、このような作業を行うことはできないからです。

　私は、このような作業を通じて、根気強く、彼らに「相手の気持ち」、つまり感情や思考を理解させていきます。

　カサンドラ症候群の妻たちは、彼らの特性から生じる不可解な言動に苦しんでいるため、自身でパートナーである彼らに対して、このような訓練を根気強く行うことは極めて困難です。どうしても私情が挟まれてしまうため、このような訓練を円滑に行うことができず、場合によっては自身のカサンドラ症候群の症状を悪化させてしまう可能性すらあります。

　だからこそ、第三者であるカウンセラーがこのような訓練を行うことを通じて、夫婦間における「一般的」「常識的」なコミュニケーションを手助けすることがとても大切になるのです。

　上記のとおり、この訓練は彼らにとってとても困難な作業となりますが、私は、これを楽しく行うことを心がけています。

たとえば、訓練の過程で彼らの導き出す答えは、やはり「一般的」「常識的」なものとは異なることも多くあります。しかし、そのようなときでも「惜しい！　もう一度考えてみましょうか」とクイズ番組やゲームのような形で、彼らがストレスを感じることなく自然と楽しく訓練を行っていけるようにしています。もちろん、彼らが「一般的」「常識的」な回答を導き出せたときには、私は彼らと一緒に喜びを分かち合います。私は、彼らが、パートナーと普通にコミュニケーションをとるための義務として仕方なく訓練を受けるのではなく、訓練を通じて「成長できる」喜びを実感できる場を創ることを第一に、訓練を行っています。

　次に、このような訓練によって彼らが相手の気持ち、つまり感情や思考を「一般的」「常識的」に理解できるようになってきたら、改めてカップル・夫婦カウンセリングを行い、彼らに、訓練によって身に付けたことをパートナーに対して試し、実践してもらいます。その際には、彼らのパートナーに対しても、彼らとの円滑なコミュニケーションの取り方をアドバイスします。

　このように、訓練を終えた後、すぐに彼らをパートナーに任せるのではなく、夫婦間で訓練の成果を実践する場を設けることで、パートナーも「本当に大丈夫なのか」「結局同じことが繰り返されるのではないか」という不安を払拭することができます。

　パートナーが彼らの訓練の成果を実際に確認することで、カウンセラーの手を離れた後も、不安に駆られることなく落ち着

108

いて対処することができ、より円滑に夫婦関係の再構築ができるようになるのです。

　私は、カウンセリングを通じて、このような「訓練」と「実践」を行うことで、夫婦の再構築への道を創ることができるよう、日々尽力しています。

私はカサンドラ症候群？

　カサンドラ症候群の人たちは自身の症状に気づくことが遅い傾向にあります。

　最近ちょっと体調が思わしくない、なんかすっきりしない、ちょっとのことでイライラしたり、急に気分が滅入ったり、焦ったり、悲しくなったり、虚しくなったりというような気分の変調が起こったとき、それはパートナーが原因なのかもしれません。

　これらの症状が顕著に現れるのは睡眠です。不眠が続き、時々めまいや耳鳴りがする、頭がいつも重く何もやる気が起きない、そう感じ始めたらそれはカサンドラ症候群による鬱症状かもしれません。

　カサンドラ症候群の妻たちの多くは夕方になると、夫がいつ帰ってくるか、そわそわ、ドキドキ、ビクビクと落ち着きません。土日はとても憂鬱でアスペルガー症候群の夫がいることで緊張して構えてしまうという人もいます。

　これは夫の言動に自分を合わせてきたことに原因があります。それと同時に夫に対する期待を持ってしまっているのです。

以下では、事例をご紹介します。

　私がインフルエンザにかかり、高熱を出したとき、夫は、大きな病気ではないから医師から処方された薬を飲んで十分に休養をとれば治ると思い、私を心配をすることもなく普通に会社に出かけました。暇な時間や昼休みに「体調はどう？大丈夫？辛いようだったら会社を早退しようか？何か食べたいものはない？」などという電話を私は期待しましたが、そのような配慮や言動は一切ありませんでした。「今日は会社の同僚と飲んでくるから」という連絡がきたことや、「あー疲れた」といつものように帰ってきて、冷蔵庫からビールを取りソファに座り、テレビをつける。隣の部屋で私は寝ているのに「どう体調は？少しは良くなった？」「何か僕ができるようなことある？」など、私を気遣う言葉もなければ、その素振りすらありません。私の具合が悪くても、子どもの具合が悪くても、夫は心配なんて全くしないし、声かけもありません。

　「具合が悪くて何も食べられないだろう？」と考え、ヨーグルトやプリンなど栄養がとれるものを買って行こう」と思うようなこともなく、簡単なお粥を作ってくれることもありません。

　いつも通りソファに寝転び、いびきをかいて寝てしまいます。「いつだってあなたはそうよね……」と悲しくなります。

　私が話しかけても、夫は「うん」と「そうだね」としか言いません。共感する心を持ち合わせようとはしません。「ごめんなさい」「ありがとう」という言葉は結婚してから1度も聞いたことがありません。

　夫は、私のことを家政婦くらいにしか思っていません。だから会話はいい加減なものです。「あなたにとって、私の存在っ

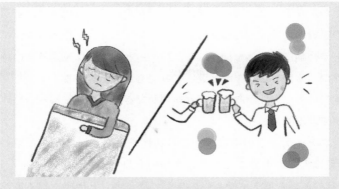

てどのくらい？」と聞いたら「君の存在ですか？……家事をするのは当たり前で……老後1人でいるのは寂しいし世話をしてくれる人もいないのは不幸なことだから……そうですね。君は保険のようなものですかね」と言い放たれました。

　私はこのような夫の発言を、母親や友人、義母にも相談したのですが「男なんてそんなもの」「男は適当に立てればいいのよ。夫を褒めちぎってうまく操縦すればいいのよ」「結婚したら、誰だって多かれ少なかれ夫の言動に悩まされているものよ」「お金もちゃんと稼いできてくれるのだから我慢しなさい」って言われました。誰も私の気持ちを理解してくれません。夫がどうしても嫌い、一緒にいるのは無理、不慮の事故で死んでくれないかしらと……と思ってしまう自分は、なんて最低な妻であり、母親なのだろうと思います、と語ってくれました。

● 外からは理解されない「苦悩」

　アスペルガー症候群とカサンドラ症候群の夫婦は外からは全

くわかりません。彼らの家庭の中で起こっている現実は、普通の夫婦からはまったく想像がつかないでしょう。S氏のように夫の言動に違和感を抱いたら、ひょっとして夫は発達障害の特性があるかもしれないと疑ってみても良いと思います。もし、本当にその特性があり、それを理解できたら少し気持ちの整理ができるでしょう。

クライエントの中には、この特性を知らない人たちも多く「私は人生の中でこんなに人を憎いと思った事はありません」「私の前から消えて欲しい。死んで欲しい」と憎悪を抱く人たち、「夫を今すぐ殺しそうで怖いです」と駆け込んできた人たちもいました。

アスペルガー症候群の特性や言動は、普通の人には理解できないほど強烈なものがあります。夫婦を一対と捉え、理想の夫婦像を目指そうと努力をして歩み寄っていこうとしますが、そこには壁があり乗り越えることは非常に困難です。それ故に殺したいと思うほど追い込まれた人たちが「無理なものはどうしても無理」「許せないものは、絶対許せない」という感情をもっても仕方がないと思っています。しかし、法律婚で結ばれた2人は、そう簡単に別れることは難しいのです。

◉ 1人の人間として受け入れる、無理をしない

過去の恋愛を思い出してみましょう。付き合い始めた当初は、相手の全てが知りたくて、相手と一緒にいたいと強く思い、その願いを叶えます。お互いが同じ気持ちのままずっと続けば良いのですが、どちらかに好きという感情がなくなったと

きは別れを選ぶことになります。

こちらがどんなに好きでも相手の心が離れてしまったら諦めるしかないのです。心が離れてしまった人は別れたいのです。反対に心を置き去りにされた側は絶対別れたくないものです。でも、どこかで折り合いをつけて別れる道を選ぶしかありません。

しかし、結婚は恋愛とは異なります。いろいろな事情、たとえば金銭的な面で一方が他方に依存している、夫婦間に子どもがいるなどにより継続しなくてはならない場合もあります。でもS氏のように「夫がどうしても嫌い、無理」と一度思ってしまったら、その感情を、すぐに戻すことは難しいでしょう。このように、パートナーを夫としてどうしても愛せなくなってしまった場合には、「１人の人間」として関わっていくのがよいと私は思います。

自分の感情に無理をさせることなく受け止めてみるのも良いでしょう。別れた後、友人関係を続けている人もいます。離婚をしてしまった夫婦でも子どもを介して良い家族関係を継続している人たちもいます。恋人でも夫婦でも親子でも、個々の人生があるわけですから、それを認めるようないろいろなカタチがあって良いでしょう。

● 自分で自分を責めない

日本の文化なのでしょうか、日本人の気質も手伝っているのでしょうか、私は日本の親子関係や夫婦関係が独特であると感じることが多くあります。結婚と同時に、妻は妻らしく母親に

なったら母親らしくしなくてはいけない、と思い込んでいる人が多いと感じます。主婦であれば家事をしっかりしなければいけない、育児をしっかりしなければいけないと思いがちですが、家事も子育てもハードルを高くすればするほど苦しくなっていきます。家事も子育ても完璧を求め始めたら際限がないので、それを求め過ぎると苦しくなってしまいます。カサンドラ症候群の人はとても真面目で完璧主義な方が多く、「〇〇すべき」「〇〇しなければいけない」と家庭の役割をすべて1人で背負いこもうとしがちです。理想像はときとして、自分に無理強いをしたり、自分を責めたり、ひいては自分で自分を強制し、さらに相手を強制してしまうことにもなりかねません。

「自分たちの夫婦はこれでいいんだ」「自分たちの家族はこれでいいんだ」「母子の関係はこれでいいんだ」と思うことで、他人と比べて自分を責めることはなくなり、楽になります。もう少し肩の力を抜いて、（良い意味で）いい加減な自分を目指してみてもよいでしょう。

● 「自分の人生」を生きる

カサンドラ症候群の妻（夫）はアスペルガー症候群のパートナーの言動によって、どのように苦しめられたか、辛かったか、傷ついたのか、悲しくなったのか、それはどのような状況、場面で生じたのか、を客観的に考えていくことから始めてみましょう。そして、パートナーとの間にしっかりと境界線を引きましょう。

何よりカサンドラ症候群からの脱出に必要なのはアスペル

ガー症候群である人たちの思考、言動に少し近づくことです。アスペルガー症候群である人の視点と自分の視点の照らし合わせも行ってほしいのですが、この作業は親近者にとってはとても難しいものです。

特に、カサンドラ症候群の人たちは、今まで自分を犠牲にして、パートナーからの酷い言動にも耐えて「家族のために我慢しよう」「相手、家族と幸せな生活を送りたい」「パートナーの生き辛さを理解しそれを受け止め支えなければ」と自分の感情を押し殺して、相手の気持ちを優先し、相手が起こしそうな問題を先回りして、たった1人で解決し続けてきた人たちです。

そのような人たちに対して、いわば「ときには冷たく突き放す人間になれ」と言っているのですから、簡単なことではありません。カサンドラ症候群の資質から考えれば、優しくて、責任感が強く、母性愛が強い人たちがパートナーに対して、真逆な接し方をするわけですから、かなりの困難さが伴います。

寄りかかりたいのに寄りかかる壁が無い、抱きしめて欲しいのにその腕も顔をうずめる胸も無い、一緒に考え感じて欲しいのにその心を受け止めてくれる器がない。

頭がどうにかなりそうで、自分が壊れてしまう、常に何かに追われているような不安や恐怖を感じることでしょう。だからこそ、自分1人では立ち向かわないことです。

誰かに話し頼るのです。自分の想いや苦しみをさらけ出すこともときには必要です。人は1人では戦うことはできません。目に見えない苦しみと一緒に戦ってくれる仲間を探しましょう。

カサンドラ症候群からの脱出に必要なのは、「パートナーのための人生を生きる」のではなく、「自分の人生を生きる」ことです。

　相手にやられたことは、相手と同じようにやり返してもいいのではないかと思うときもあるでしょう。相手がどう思おうと周囲から何を言われようと、自分のたった1度の人生を自分のために好きなように生きてみて下さい。自分の手で人生を変えても良いのです。相手を変えようとするのではなく、自分自身が変わる道を選ぶのです。

● 人生の逆算の方程式

　自分はなぜ生まれてきたのか、どのように生きればいいのかと、迷った人たちに私は「**人生の逆算の方程式**」を提唱しています。

　逆算の方程式では、まず「**あなたはいくつまで生きると思いますか？**」と問いかけます。だいたいのクライエントは「えーそんなに長生きできないと思います」と言います。では、90代のあなた、80代、70代、60代、50代、40代、30代のあなたは？と質問を重ねていくと、クライエントは「50の時って、もう少しですよね。自分への学びや磨きをするなら、今、動かなければならないですよね」「あ～もう、こんな年になってしまったのですね。私には時間がないです。後悔しない為にも急がないと……」「夫に振り回されている人生なんて、もう嫌です！今まで無駄な時間を過ごしてきました」と、自分優先の考えが浮かんできます。さらに、「仕事をしたい」「海外旅行に行きた

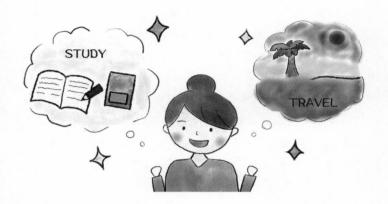

い」「ピアノを習いたい」と目標を掲げることもできます。

　私はクライエントが出した答えに対し「いいですね。自分が自分らしく生きるとはどういうことか、少し見えてきませんか」と言います。そのときの「はい！」と答えてくれるクライエントの笑顔はとても素敵です。

　この「自分らしく生きる」ことへの「気づき」が、カサンドラ症候群からの脱出につながるのです。パートナーによって、変えられてしまった自分は本当の自分ではありません。まずは、本来の自分を取り戻すことを目指しましょう。

　「僕は僕のペースで生きる」「俺は俺のやり方で生きる」「俺は好きなよう生きる」。

　そう言いきっているアスペルガー症候群の人は、パートナー、子ども、親、周りの人間に対し、自分を犠牲にしてまで合わせるということはありません。このような人に囚われてしまったら、あなたはパートナーのために自分を犠牲にする他な

く、あなたの人生に自由はありません。

　だから、もうパートナーのためにと頑張らなくていいのです。十分頑張ってきたのだから。今こそ、そこから解放されることを一緒に考えていきましょう。

　「私は私のペースで生きていきます」「私は私のやり方で生きていきます」「私は好きなように生きていきます」そう言えるような日々を迎えて下さることを、私は心から願っています。

第 7 章

夫婦が離婚に至ってしまった ケース

　私は、これまでにも述べてきたとおり、カウンセリングを通じて「夫婦の再構築」を図ることに務めています。しかしながら、中には残念なことに夫婦の関係を「再構築」することができず、「離婚」に至ってしまうケースもあります。ここでは、そんな「離婚に至ってしまったケース」をみていくことにしましょう。

離婚の選択をした夫婦のその後

　今回、アスペルガー症候群と ADHD の併存している夫とカサンドラ症候群の奥様から執筆の協力を得ることができました。

　離婚に至ってしまったケースなので、とても残念ではありますが、奥様から「是非、夫の言動に苦しめられた家族のことを世間に知ってほしいと思います。そしてカサンドラ症候群の妻、子どもたち、その家族の苦悩を世間の人たちに理解してほしい」とのお話があり、事例の紹介を本書でする運びとなりました。

　そこで、事例1としてご紹介します。

夫：R氏　　40歳
妻：T氏　　40歳

　カサンドラ症候群の奥様T氏とアスペルガー症候群（ADHDと併存）のご主人R氏は昨年に離婚しました。離婚した今でも、奥様は夫のストーカー的行為に悩まされ、まだ彼に拘束されている状態です。何度も何度も精神的な切り離しができるように努力をしていますが、夫に洗脳されてきた12年間の月日からの解放には、まだ時間がかかりそうです。今やっと第三者の介入により物理的な距離を取ることを考えています。

　このように夫との関係性がもつれ込んでしまった理由には、やはりアスペルガー症候群の特性が強い夫とカサンドラ症候群と思われる症状の強い妻との宿命的な出会いにあったのかもしれません。妻T氏は10年前神社でおみくじを引きました。大凶と書かれたおみくじには、「あなたに悪魔が取り付いている。これを切り離すことは難しい……」という内容だったと言います。その時、「神社なのに悪魔？」と背中が凍りついたことを今も鮮明に覚えているそうです。

　その時から「夫が悪魔なのだ」と思うようになり、離婚について真剣に考えるようになったと言います。その際、妻T氏は、ずっと心に思っていたことを日記として書き記していました。以下にその一部を掲載します。

あなたが私にしたこと
R君へ
　あなたとの結婚生活の中で、あなたにはたくさん苦しめられ

てきました。本当に多すぎて、何から伝えていいのかわからないです。でも、生涯、私が忘れることはない出来事だけ手紙で伝えたいと思います。あなたの心に響くかはわかりません。きっと言い訳や弁明をされて終わることもわかっている。でも、少しでも悪かったなって感じてほしいと思います。お付き合いから結婚、そして離婚。今もあなたとの関係性で私は苦しめられています。私はあなたから、どれだけ涙と苦痛を与えられてきたのでしょう。あなたは「Tちゃんを守り、幸せにできるのは僕しかいない」「Tちゃんを誰よりも愛しているのは僕だ」と言いました。私とあなたとの出会いは、友達が企画した食事会でしたね。私は親が厳しかったせいもあったし、人見知りのところがあるから、面識のない人たちとの食事会には参加するのは初めてでした。

　友人の親が急病ということで、当日、友人の代わりに出席することになってしまいましたが、これがあなたとの悲劇的な出会いになるとは思ってもいませんでした。あの時、出席したことを今も後悔しています。

　あなたとは一言も話をしてなかったよね。それなのに、なぜ私を選んだの？私はあなたが居たことすらわからなかったのに……。

　帰り道、私の後をつけてきたあなたは「すみません、今日は一言も話していないけど、ちょっといいですか？」と声をかけてきた。続けざまに「もしよろしければ、今度食事にでも一緒にいきませんか？」と、突然誘われて、私は驚きました。

　この時、あなたから連絡先を教えてくれと何度も聞かれ、あまりにもしつこかったから、まったく違う番号を言ったら、「もう一度、復唱してくれる？」とあなたは聞きましたね。私

が適当に答えたら「さっきと違う番号だね。さっきは03-5×××-×725、846と下3桁違うね」メモを取っているわけでもないのに「また違う番号だよね」と言われ、最後には「君の友達に電話番号を聞けばわかるのだから、もういいじゃない！教えてよ！」と半ば強引に電話番号を聞き出しました。

　そう、あなたはアスペルガーだから、自分が興味をもったら、すぐ理解して覚えてしまう。数字が得意なあなたですものね。当然よね。その執着心から、狙った獲物は必ず手に入れる。その行為を愛されていると私は勘違いしてしまった。

　その後、連絡が来て、友達と一緒のダブルデートをしたのがきっかけで、会うようになりましたね。あれも、あなたは計画的にダブルデートになるように仕掛けたのよね。私はまんまと騙されました。あなた、既に自分の友人たちに「Tちゃんと付き合っているから、手を出さないでね」と公表していた。私は「あなたとお付き合いします」なんて一言も言っていなかったのに。でも、周りから見えるあなたの印象は、物腰も柔らかく、優しくて、面白い、頭も良くて、とても良い人。

　付き合いだした時から、私に対して、すべて「いいよ、Tちゃんの好きにして」「いいよ、Tちゃんが決めて」「いいよ、Tちゃんが選んでくれて」と、なんでも私の希望を優先させてくれるあなたの言動に対して「なんて理解ある人、こんなに私を思ってくれる人はいないかも……」と思うようになってしまいました。いや、そう思い込んでしまったのよね。

　今、考えればあなたはアスペルガーの特性から、自分で何も決めない、決められないだけなのに。

　2年の付き合いは遠距離恋愛だったから、月に1度のデートくらいで、長い休みは旅行するというだけだったし、あなた

をよく知らないまま、私は結婚してしまいました。

　結婚も父親からは反対されていたけど、母や周りの友達は、「Ｔちゃんのこと、こんなに思ってくれる人はいないわよ」と言われ、周りからの評価を信じてしまった私は浅はかだったと思います。

　今思えば、昼間に桜を見に行こうと言ったあなたが遅刻して、夜桜を見ることに。お寺に行こうと出かければ、あなたが突然いなくなりお寺が閉まる時間になってしまった。有名なイタリアンを食べに行こうと計画を立てたのに、道中、車で迷って閉店。本当にあなたは、計画性ゼロ、時間の配分ができない人でした。

　行き当たりばったり、近くで事件があったら、それが気になり現場に駆け付け、そこに居続け一部始終を見学。きっと、私の存在も約束の時間も忘れてしまったのよね。それとも「まっ、いっか？」と意図的に、自分を優先させたの？今となってはどうでもいいことですが……。

　不安にさせられっぱなしだね。初めて新幹線で行った駅での待ち合わせは、ゲームセンターで時間をつぶしているうちにゲームが止められなくなり、私を３時間半待たせたわよね。

　この頃から違和感を抱きはじめ別れ話を持ち出したら、あなたは、終電に乗り込み、夜中に私の自宅に押し掛けてきましたね。玄関先で何度も何度もチャイムを鳴らしドアをノックして、近所の住民から「うるせんだよー」と怒鳴られ、「ごめんなさい。ごめんなさい」と謝るあなたの声がドア越しに聞こえてきて、私は仕方なくドアを開けたのよね。

　あなたは、泣きながら「君と別れるくらいなら死んだ方がましだ。今の仕事も辞める」「結婚して下さい！　絶対幸せにし

ますから結婚してください！」と何度も何度も頼み、最後は土下座した。あれは幻だったのかと思うくらい、あなたは結婚してから変わりましたね。

　もうこの頃から、私はカサンドラ症候群になっていたのかもしれません。

　あなたと結婚したのは、母があなたを気にいってくれたことが一番だったのかもしれない。母は昔から私に過干渉で、私は母の所有物だったから。どこかで、この人と結婚したら、母から離れられるかもしれないと思ってしまったのかもしれない。

　散々、子どもの頃から、母親の価値観や理想を押し付けられ、いつも母の監視下にあったから、もう解放されたいと思ってしまったのかもしれない。

　私のために、私のことを心配して、何でもやってくれる母親だから、我慢しなくちゃいけない。良い子でいなくちゃいけないと、ずっと思ってきてしまったのかもしれない。

　私はアダルトチルドレンであることを自覚している。冷静に自分を見つめてみると、母に対する接し方と、あなたに対する接し方が同じであるように感じる。母から受けた影響で、あなたに対しても良い妻でいなくちゃ、子どもに対しても良い母親でいなくちゃと頑張り続けてしまったのかもしれない。

　あなたが変わり始めたのは結婚してからでしたね。都内で育った私が、誰も知り合いのいないあなたの就職先で生活をすることが、どれほど不安で寂しかったのか、あなたには理解できないでしょうね。毎日毎日残業、残業、夕飯を作って待っていても食べない日が多く（残業ではなく飲み歩いていただけ）、一日がこんなに長いと感じたことはありませんでした。大学院にも進みたかった。仕事もしたかった。あなたは私を所

124

有物と思っていたから一歩も外に出さなかったし、朝から晩ま
で私が何をしているのか確認の電話がいつも入り監視してい
た。そうかと思えば、こちらから電話をかけても都合が悪いと
あなたは出ない。自分の気分次第で電話に出るのは今も変わら
ないわね。この行動は、母に似ている。

　こちらが夕飯の買い物をしているときも、親や友達と電話で
話をしているときも、あなたの都合で、私が電話に出るまでか
けまくる。「後から電話するね」と言っても、電話口でしゃべ
り続ける。こちらが電話を切ると頭がおかしいのかと思うほど
電話をかけてくる。その回数100回以上、留守電は30〜50件
なんてざらにあったわよね。友人にこの話をしても「ここまで
奥さんのこと好きな人はいないわよ〜」「心配で、心配でたま
らないのよ〜」「たくさん愛されている証拠よ」「幸せじゃない
〜」と言われるだけで、誰もあなたの異常さを理解してくれる
人はいなかった。

　結婚生活は、あなたのペースに振り回されてばかりでした。
あなたはお金がない、お金がないといい、生活費も最低限しか
渡さない。そのわりには、毎日のように飲み歩いていた。その
お金はいったいどこから捻出していたのだろう。あなたは、実
は本当はすごい遊び人で女好きだったのよね。遠距離恋愛して
いた時も結婚してからも、ずっとキャバクラや風俗で遊んでい
たのよね。休日も野球、サッカー、と付き合いばかり。今は馬
鹿みたいにゴルフにハマっているみたいだけど。

　私を偶に連れて行くのは、早く結婚して「俺、幸せ！」ア
ピールと私を自慢したいときだけ。時間にルーズなあなたは、
会社勤めをしてから遅刻や連絡がつかないと上司や社員から、
自宅に何度も電話がかかってきて、いつも私は謝罪し続けてい

たわ。あなたの起こす問題にいつも私は振り回されて、徐々に疲弊していった。

　1年後、妊娠したときからは、さらにあなたの言動は酷くなっていった。あなたの用事で都内から帰ってくる途中で、赤信号で止まっていた私たちの車の前に、学生のカップルが酔って絡んできたときがあったわよね。あなたは「俺、運転席だから、どいて下さいって言ってきて」と私に指示をしたのを覚えていますか。突然のことだったから、慌ててしまい、身重のからだだったけど、車から降りてカップルに話している傍から、私を置いて車で走り去った。一瞬、なにが起こったのかわからず、きっと、近くにいると思って探し回っても車は停まっていない。携帯をかけても出ない。1時間以上歩き回って、ようやく探しだしたあなたに「どうして置いていくの？信じられない。なぜ電話に出ないの？」と聞いたら、「信号が青になったから走った、車を停めるところを探していた、ここしか停める場所がなかった、電話は気づかなかった」とあなたは答えた。本当に信じられない言動です。誰の子どもを妊娠しているのですか？誰の用事で出かけて、こんな遅い時間になったのですか？タクシーも電車もつかまらない、財布も何も持っていない妻を置き去りにして、車の中でよくテレビを見ていられますね？私が普通のからだだって、この酷い仕打ちに耐えられないのに、私は妊婦だったのよ。

　出産のときのことは、これ以上に忘れることができません。予定日を過ぎていた私は、いつ生まれてもおかしくない状態でした。夜中に帰ってきたあなたは、私を叩き起こして、いきなり泣き出し「Tちゃんごめんね。ごめんね。俺は何て馬鹿な男なのだろう？最低だ！最低！」と自分の頭を叩きだした。

「いったいどうしたの？泣いていてはわからないから、ちゃんと説明して！」と聞いたら、「俺、エイズになったかもしれない」とあなたは言った。一瞬、事故でも起こしてしまった？何か事件に巻き込まれた？と心配した私の予想を遥かに超える発言でした。

　私は、あなたの言っている言葉の意味がまったくわからなかった。ただ目の前で泣いている夫は、他の誰かと関係をもち、出産を控えている妻を裏切り、妻とお腹の子を心配するのではなく自分の「からだ」を心配していることだけは理解した。「Tちゃん、背中にブツブツができてない？」と出産の手伝いに来ていた母と私の前で洋服を脱ぎだし「お母さん、僕の背中見てください」と言ってワーワー泣いていました。そして、聞きたくもない風俗の話やその行為をペラペラと話す衝撃的な告白を聞いて過呼吸になり、意識を失い、緊急搬送されそのまま入院になりました。あなたは、このことをどう考えるのですか？どのように思うのですか？

〈以下省略〉

　妻T氏は、入院中に自殺まで考えたそうです。しかし、自殺を阻止したのは、お腹の中の赤ちゃんの胎動でした。「この子を巻き込んではいけない。なんて馬鹿なことを考えてしまったんだろう。赤ちゃん、ごめんね。本当にごめんなさい。ママ強くなるから……」と、その時強く思ったそうです。

　妻T氏の手紙は、まだまだ続きます。

　お産は3日間苦しみましたが、無事出産を終えました。一時は3回意識を失い、母子ともに危険な状態だったそうです。R

氏は、その後病院に行き、軽い性病ということで治療を受けました。Ｔ氏はすぐに離婚を考えましたが、生まれてすぐ父親のいない子にしてはいけないと、お母さまの強い希望で、結婚生活を頑張って続けてきました。しかし、昨年離婚しました。Ｒ氏は、おそらくADHDを併存しているアスペルガー症候群であると思われます。Ｒ氏は自分の特性は認めましたが、診断を受けるのは意味がないとテストを受けません。Ｒ氏は「自分を変えるつもりはない。俺から自由を奪ったら、俺は死んでしまう」とＴ氏に言いました。つまり、Ｒ氏は、自由を選んだのです。離婚は協議でまとまりました。しかし、Ｒ氏は、別れた後も自分は夫、父親と主張しています。離婚しても、なお元夫に囚われてしまうＴ氏は、今、必死でカサンドラ症候群の回復、自己啓発を行っています。夫からのストーカー行為も弁護士に動いてもらい安定を図っています。

　続いて、修復に向けて夫婦カウンセリングをしましたが、結局、別居から離婚に至ってしまった事例を紹介します。

事例２

夫：Ｓ氏　　47歳
妻：Ａ氏　　44歳

　Ｓ氏はNo.1と言われる一流の大学を卒業、一流企業に勤めています。見た目も、一瞬俳優ではないかと感じるほどに背がスラッと高く彫りの深い顔立ちをしています。これほど完璧な

人が世の中にいるのかと思うくらいです。

　しかし、彼は異常なまでに繊細で神経質な性格でした。学生の頃は一時、精神病を患い精神科を受診したこともありました。医師からは適応障害と診断されたといいます。お亡くなりになられたお父様も同じ大学を卒業しており、会社を経営していました。今は弟さんが家業を継いでいます。Ｓ氏のお母様もとても優秀で、特に勉強に関してはとても厳しかったようです。Ｓ氏は、「弟は勉強があまり好きではなかったので、母に常に怒られていましたね。私は苦労なくずっと成績は良かったので、両親から怒られることは一度もありませんでした」と淡々と語っていました。

　Ｓ氏は学生時代に好きになった女性はいたのですが、こだわりが強く、「僕は女性の足首がキュッと締まっていないとダメなんです」「当時、パンツスタイルの多い彼女のスカート姿を見たら、足首のくびれがなく、象の足を想像してしまったんです。それから、一瞬で気持ちが冷めてしまいました」と言います。そして、彼女に対して「君の足首は醜いね」と言って別れたそうです。

　Ｓ氏には、その他にも近寄ってくる女性はかなりいたようですが、前述したように、彼が気になり出した事象が出てくると別れるということを繰り返していました。Ａ氏と結婚する前に付き合っていた彼女との別れの理由は、「僕の嫌いなものを彼女が美味しそうに食べている姿を見たら、なぜか不快な気持ちになって……」だそうです。その時、彼女が必要以上に「美味しいから、一口食べてみたら、Ｓ君は食わず嫌いなだけよ」としつこく勧めてくるので、一瞬で、気持ちが冷めてしまい、何も言わずその場から立ち去り、その後一切連絡はしないで別れ

たと話してくれました。

　S氏とA氏が知り合ったのは、両親の知り合いの紹介だったそうです。A氏のご家庭もお父様が会社を経営しています。A氏のご両親は自由にのびのびと育てる教育方針だったそうで、A氏も本来は明朗快活な性格の方でしたがS氏から受けたモラハラにより摂食障害、鬱病を発症してしまいました。

　結婚する前は、S氏は一緒に買い物や映画、美術館などを楽しんでくれたそうです。洋服に関してはやはりこだわりがあり、ひざ下15㎝の長さのスカートを好み、色は原色ではなくパステルカラーを着るように言われたので、A氏はそれを守ってきました。その当時は、A氏に似合うものを選んでくれているのだと思っていたそうです。

　A氏は、結婚してから、ある日、ごみ箱にお母様からプレゼントされた洋服とお友達から頂いたスカーフが捨てられているのを発見しました。それらがハサミで切り刻まれていたことに、すごく恐怖を感じたA氏は、そのことを夫であるS氏に聞いてみました。すると「あっ、あれは君に似合わないから僕が処分してあげたんだよ」と言われたといいます。その理由をS氏に聞いてみると、彼は「なぜ、Aに似合わないものをプレゼントするのかがわからない」と言いました。私は、物にフォーカスするのではなく、そこには、送ってくれた人の思いがあること、S氏の価値観と一般的な人の価値観には違いがあることをお話しました。

　A氏にはどうしても消せないトラウマがあるといいます。それは、妊娠してどんどん大きくなる妻のお腹が醜いという、S氏の発言でした。S氏は、一緒に歩くのが嫌だと、A氏にお腹の目立たない洋服を着て、ヒールを履くことを命じました。A

氏は、「私やお腹の赤ちゃんのことは考えないのか」と、辛くて毎日泣いていたそうです。6カ月が過ぎるころには、S氏は帰宅時間を遅くし、帰宅しても自室に閉じこもるようになったといいます。寝室も別になり、出産まで2人が顔を合わせることはなかったそうです。出産を終え、1週間で退院したA氏に、「お腹がまだ出ているけど、いつになったら元に戻るんだ」「性生活はいつからできるんだ。僕は君が昔の君のようなスタイルにならなければ、一生関係を持つことはないかもしれない」と言ったそうです。その次の日から、A氏は食べものを徐々に受けつけなくなっていきました。もちろん母乳で育てたいと思っていたA氏の希望は叶わず、両親に子どもを預けて入院することになってしまいました。

　ここからA氏は摂食障害に苦しむことになりました。お子様も、父親であるS氏の厳しい教育に耐えられず不登校になり、辛い受験生活を乗り越えたのに、学校に行けなくなってしまいました。S氏は、お子様に「勉強ができないのがおかしい」「お前の頭はどうなっているんだ」と毎日、受験が終わるまで言い続けたそうです。A氏は、自分の弱さのせいで子どもを守ることができなかった、と今も自分を責め続けています。

　お子様の症状が心配で精神科を受診した結果、お子様は「自閉症スペクトラム」の診断を受けました。それがきっかけで、S氏にも診断を受けてもらうと、「自閉症スペクトラム」の診断がされました。

　夫婦カウンセリングを5回ほど受けていただき、妻とお子様の回復のため、離婚することを協議で決めました。

　ご主人S氏は、もっと早く自分の特性を知っていれば、周りを傷つけずに済んでいたのではないかと悔やまれています。

妊娠中にＳ氏を避けていたのは、自分の心無い言葉で妻を傷つけてしまわないようにと配慮した行動だったことが、後でわかりました。今は難しいかもしれませんが、Ｓ氏はいつかまた家族３人で生活できる日を願っています。一日も早く、妻と子どもの笑顔が取り戻せるように、見守っていきたいと話してくれました。

　ときにアスペルガー症候群（ADHD を併存している場合を含む）の人たちの言動は、背中に冷たい風が通り抜けるような恐怖を感じさせることがあります。とても不器用な表現しかできない人たちです。お互いのために少しでも、この特性の認知が広がることを祈っています。

　そして、次のご夫婦の事例から、「離婚」について今一度、考えてみましょう。

> ### 事例３
>
> 夫：Ａ氏　　60歳
> 妻：Ｙ氏　　58歳
> 　「妻から突然、離婚したいと言われました。私は離婚したくないが、妻の気持ちは揺らぐことなく置き手紙と離婚届けをおいて出て行ってしまいました。私の何がいけなかったのか、妻の気持ちが理解できません。きっと男ができたに違いありません。どうしてもそれ以外の理由がみつからないです」とＡ氏は、Ｙ氏がすべて悪いと一方的に決めつけていました。

相談に来られたＡ氏ご夫婦は結婚生活30年です。Ａ氏は、Ｙ氏に対し典型的なモラハラを日常的に繰り返していました。Ｙ氏からの手紙も拝見させていただきました。なぜ、このような状況になるまで、Ｙ氏の気持ちに気づくことができなかったのでしょうか？その理由がご自身にあることにもっと早く気づいていればと悔やまれることがたくさんあります。Ｙ氏は何度も、何度もご自分の気持ちをＡ氏に伝えてきました。たくさん我慢して努力も重ねてきました。

　Ａ氏とカウンセリングをしていくうちに、Ａ氏はご自身の傲慢さや冷たさに加え、Ｙ氏のしてくれていることを当たり前に思い、感謝するどころか、お前は何をやっても駄目だ、掃除もろくにできないのか？なんだ、このまずい飯は？誰のお陰で今の生活があると思っているんだ！好きな物を買ってあげて、海外旅行や国内旅行も連れていってやっているだろう、こんなに家族にやってあげている男はいないぞ、といつしかＡ氏がＹ氏を罵倒したり、恩を着せることしかしなくなっていたこともわかりました。

事例を通じて見えた「離婚」の実態

　「夫婦とは我慢と忍耐だ」というのは結婚に関してよく聞く言葉ですが、果たしてそうでしょうか？一緒にいることが「当たり前」になってしまってはいないでしょうか？この人と一緒に幸せな家庭を築いていこうと、結婚したはずではなかったのでしょうか？おそらく愛する人ともっと一緒にいたい、結婚したらずっと一緒にいられる、と幸せな家庭を思い描きながら結

婚したはずです。

　いつでも一緒にいられることが当たり前になり、いつしか相手に対する新鮮な気持ちが薄れていき、自分の考えや意見ばかりを重視するようになってしまったのではないでしょうか。やりたいことをやる、欲しい物は手に入れる、相手の気持ちなど考えず、相手への配慮や思いやりもなくなっていってしまう。こうした日々の言動が積み重なり、不満やストレスが蓄積され、愛し合っていたはずの2人が別れる原因を作ってしまうのです。

　特に結婚は育った環境も全く違う2人が同じ屋根の下で生活していくものです。そのため、まずは相手を理解することが必要であり、お互いの良い面、悪い面を受け入れることが大切になってきます。相手を責めるのではなく、なぜ自分から気持ちが離れていってしまったのかを考えてみましょう。

 ## 「離婚」の原因

　私は、「離婚」の原因は結局のところ、当事者夫婦における「相手への理解」が欠けている、あるいは不足していることにあるように思います。

　「離婚」の前提には当然のことながら「結婚」があり、この「結婚」は、当事者双方が「お互いに好意を抱いて」おり「夫婦になりたい」という意思を持つことを出発点としています。「結婚」して月日が流れていくとともに「相手に対する好意」を特別に意識しなくなり、一緒にいることが「当たり前」に

なった結果、今度はこれまで「相手に対する好意」でいわば覆い隠されていた相手の「悪い面」だけが目立つようになり、それを原因として夫婦関係がこじれて「離婚」へと繋がってしまうのではないでしょうか。

　もともと「良い面」と「悪い面」（＝「長所」と「短所」）を持っているのが人間であることからすれば、その「悪い面」だけを見て、「離婚」を選択してしまうのは非常に悲しいことです。

　「良い面」があるから「好意を抱き」「結婚する」というのは、いわば「当然」ですが（何も良いところがないと思っている相手には、そもそも「結婚」の前提となる「好意」を抱くことすらないでしょう）、「悪い面」があるから「離婚する」というのは「当然」ではありません。このことを私は伝えたいのです。「結婚」しても、「悪い面」が見えたら「離婚」すればいいというのは、あまりにも悲しい価値観であると感じてしまいます。

　この「悲しい価値観」に基づいて「離婚」を選択しようとしている人たちが、「離婚」が与える「現実的」な影響をも考慮した上で、今一度、離婚という選択をすべきなのか、それが本当に「最良」の選択であるのか、を自らの心に問いかける機会を持ってほしいと思っています。

　これまで紹介した事例にもあるように、「離婚」という選択をしてしまったケースもありますが、私は「離婚」という選択の１つでも多くが「早まった」選択、「間違った」選択にならないように、強く願っています。

第8章

子どもから両親へ
── 子どもから両親への思い・苦悩 ──

　ここでは、夫婦の間に子どもがいる場合における、子どもと（「発達障害」を持つ）親との関係について、事例を通じて考えてみましょう。

事例1

夫：K氏　　　52歳
妻：Y氏　　　50歳
息子：Rさん　17歳

　「僕は、自分の父を育ての親だと思ったことはありません」
　発達障害（アスペルガー症候群・ADHD）の人を父親にもつ子どもの多くは、親に対してこのような印象をよく抱いています。
　「育ててもらった記憶はありません。一緒に住んでいた時も（今は母と弟と三人暮らし）日常生活ではほとんど顔を合わせていませんでした。でも、昔はお金の面で困ったこともなかったし、欲しいもの食べたいもの、要求には何でも応えてくれました。甘いなと思いつつも僕はそれに味を占めていたし、父もそれが子育てだと思っていたのでお互いにそれでいいと割り切っていました。昔も今も、父は親戚のおじさんだと思ってい

136

ます。実の父だと思うと辛いことが多すぎるから」

　ADHDの父をもつ高校３年生のRさんは自身の父親についてこう話してくれました。

　一方で、自分は父親にどう思われていると感じるのかを聞くと、「父は僕たち息子のことを愛玩動物と同じように見ていると思います。それも、ペットとしてお世話し、支配下に置きたいというよりは、動物カフェなどにいてたまに可愛がりに行くお気に入りの子という感じです。……父の日常生活の中に僕たちはいません。ですが、父は頭が悪いわけでもなく、それどころか社会的立場からいうと優秀な人であるため、法律的な保護監督責任が自分にあることはしっかりと理解しています。そのため、普段は干渉しなくても子どもが何かしらのトラブルに巻き込まれた時は、父親として表立って社会的常識を武器に戦ってくれたこともありました。まあ、基本的には小心者で自分の印象を悪くしないことを第一に考える人なため、事後処理や僕たちの心のアフターケアなどは全て母親任せでしたけどね。僕はもう高校生なので、父との関係にも見切りをつけ、先ほど述べたような印象で誤魔化しながら接することができます。しかし、弟は幼い頃に見切りをつけた僕とは違い、今も「本来の父としてあるべき姿」を追い求めています。弟はまだ小学生なので「あんなのが父親だと思いたくない！」と言い張る一方で父に会うと寂しがったり、他の家庭の子を妬んだりもしています。父も、そんな弟の葛藤につけ込みたいのか、僕が親戚のおじさんとして接する以上の情を持っていないのを知っていてか、弟にばかりちょっかいをかけてきます。用事があって連絡する際も、必ず弟の様子を聞いてきますし。もしかしたら父は弟にだけ特別可愛い息子という感情が強いのかもしれません

が、こればかりは測りかねないですね」と話してくれました。

夫：Ｔ氏　　49歳
妻：Ｈ氏　　48歳
娘：Ａさん　20歳

「父は幼少期から家にいることはなく、いてもテレビや本、新聞を読むか寝てばかりで私たちにほとんど興味を示しませんでした。それでも、私が幼稚園に入りたての頃までは父との何気ない生活の写真が残っていました。弟が生まれ、仕事も軌道に乗ってきた辺りから、家族サービスに変化がありました。それは、より形式的なものになりました。年齢ごとに迎える行事に、父はよく参加してくれました。旅行にも連れて行ってくれました。これだけ聞くと一見良い父親のようにも思えますが、それは後に「あの時こうしてあげたから」と、恩を売るためだったようにも思えます。現に、父は今も「あの時は楽しかったね」と思い出話を綺麗にまとめ、「家族サービスはしてあげた方だし何も不自由をかけたつもりはない」と本気で思っています。しかし、そんな家族旅行も常に父のアスペルガー症候群の特性に振り回され、必ず道中で母が怒り、張り詰めた空気を迎えない旅行などなかったのです。父は集団行動ができません。ツアーを申し込めば必ず指定時刻になっても戻って来ず、母が監視して急かさないとそれこそ一生帰って来ない為、先に戻ることも許されません。結果として毎度毎度バスの出発を遅らせてしまいますし、かといって置いていくとあっけらかんと

した声色で、声を大にそのことを延々と車内で糾弾し、周囲からひんしゅくを買ってしまいます。それらは父の中では全てなかったことになっているのです。

　時間にルーズで集団行動のできない父ですが、反面、外面はとても良く他人には好かれています。また、形式的なことにはこだわる性格であったため、しょっちゅう大人の会合や懇親会に連れまわされ、参加させられたことを覚えています。幼い頃は目先の景品やイベント（果物狩りや潮干狩りなど）に釣られ、また周りにも同年代の子どもがいたため楽しむことができましたが、小学校高学年頃になってくると周りの参加率も減っていきました。参加者の年齢層も50代から上の男性ばかりの研修会を兼ねた旅行などになり、家族連れは私たちのみでした。子どもながらに場違いで居た堪れなくなったことを覚えています。

　父は常に何かとセットでないと家族に対して尽くすことができない人間でした。家族旅行も、「恩を売っておく」ための水入らずの旅行以外は父の出張と一緒くたにされたものばかりでした。だから、同じ旅行先に来ているのに父は共に行動しません。観光地は母と弟と３人で回ります。外国のド田舎のホテルに滞在することになり、英語でチケットも買えないような寂れた遊園地で時間潰しをしなくてはならない時もありました。夜になり帰るにも交通手段がなく、治安の悪い地域であった為、下手に行動することもできません。父に連絡するも携帯の電源を切られてしまい、23時頃にようやくホテルに戻って来た時、目の当たりにしたのはお酒を飲んで良い気分で爆睡している父の姿でした。当時、妻と中学生の娘、そして小学生の息子２人が、治安の悪い地域で夜も更け放置されていたというのに

……」

　「私が高校生になる頃には家庭状況も、父の外遊びの影響で経済状況も、より劣悪になっていました。我が家は共働きであった為、元々ワンオペ育児だった母だけでは事足りず、この頃には母方の祖父母にも協力をしてもらっていました。そうなると、過去のことも踏まえ父のせいで悪化した経済状況から私たち家族にとっても父の存在は「無い」ものから「邪魔」なものへと変化していきました。

　今は別居していますが、そこに至るまでも散々父の「家族だから」と「今までの恩を忘れたか」というような訴え、一向に改善されなかった家庭を顧みることへの誓いなどが繰り返されてきました。私はそんな父の発言に疑問を抱きます。果たして父は、「家族」だったときがあるのでしょうか？そんなものは最初から、私が生まれる前から存在しない虚像なのではないでしょうか？仮にあったとしてもそれは私が幼稚園に入るまでの間に消え失せてしまったものではないでしょうか？父は未だに、今の経済状況がいつか改善されれば私たちはまた元通りになれると信じています。……そんなの、もとからなかった虚像に縋っているだけなのに」

事例3

夫：K氏　　36歳
妻：E氏　　37歳
娘：Mさん　8歳

　※以下、「M」はMちゃん「CI」は私（＝カウンセラー）

140

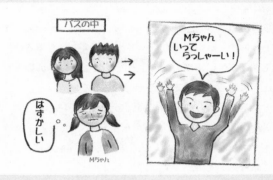

M「先生、Mのパパが遠くの町の変なおじさんだったらいいの
　にな～って思うんだ……」

CI「それはどうして？」

M「う～ん、ゲーム一緒にすると楽しいし、欲しいものは何で
　も買ってくれる。お小遣いもママに内緒でくれるから嫌い
　じゃない。でも、パパは自分勝手だし、みんなの前で恥ずか
　しいことするから、そこが嫌い。時間は守れないし、いつも
　家族を振り回す。人に迷惑いっぱいかけるから嫌い」

CI「そう、Mちゃんはパパと一緒にいると嫌なときもあるの
　ね」

M「うん。一緒にいると、他の人の前で変なことしたり、言っ
　たりしないかいつもドキドキする」

CI「さっき、みんなの前でパパが恥ずかしいことするって言っ
　ていたけど、パパはどんなことしちゃうのかな？」

M「たとえば運動会の時なんて、まだ私が走りだす前から「が
　んばれー！M！」って大きな声で言うし、パパたちが入っ
　ちゃいけない場所に入ってきて私の写真撮りまくるし……」

M「林間学校のバスのお見送りの時も、私が席に座ったら、外から窓ガラスを叩くし……「いってらっしゃーい！Mちゃん！」って、バスに張り付いて大きな声で手を振るの。バスを見送る先生に何度も注意されてるのに……その姿を見て、私は恥ずかしくてずっと下を向いてたの」

CI「そう。それはMちゃん、恥ずかしくなっちゃうよね……」

M「うん。周りが気になったから、そっと窓から覗いてみたら、ママがパパの手を引いて、バスから引き離して、周りの人に謝っていたの。ママが可哀そう……」

CI「どうしてパパはMちゃんやママの嫌がることしちゃうのかな……今度、先生がパパに聞いてみるね」

　このように、家族に迷惑をかけるようなアスペルガー症候群の父親のエピソードは、カウンセリングに同行してきた幼い子どもが、「先生、聞いて」と自分から話してくれることもあります。

　別のご夫婦のご子息S君は「授業参観の時は、授業が始まる前に、「がんばれS！」と手を振ってくるし、発表すれば「凄いぞー！」と言って手を叩く。本当に恥ずかしかったし、その場の空気を読んで欲しかった」と話してくれました。

　S君は、お父さんが学校の行事に二度と来ないようにお母さんに頼みました。お母さんはそのことを夫（お父さん）に説明しましたが、勝手に学校に行っては、同じことを何度も繰り返したそうです。最後は運動会や授業参観、父兄が参加するイベントの手紙を見せることもスケジュールを伝えることも一切やめたそうです。

同じくＨ君のエピソードでは、サッカーの試合を見に来た父親が、いきなりマイバット（野球）で素振りをし始めて、不快な思いをしたそうです。母親がなぜそのようなことをしたのか聞いてみると、「俺は野球が好きなんだ。Ｈに野球部に入ってもらいたかったのに、あいつが勝手にサッカー部に入ったからだ」「サッカーの試合を一度見に行けとお前が言ったから、行っただけ」「サッカーの試合を見ても面白くなかったから、素振りをしていただけだ。なんか文句あるのか」との発言だったそうです。

　他にも、「娘のピアノの発表会に行けば、演奏とともに大きな鼾をかき、口を開けて寝ていた」「閉店間際のお店に滑り込み、蛍の光が流れ、電気が消された店内で自分の買いたいものを探し続ける」「子どもを預けたら３回も迷子にさせ、泣きながら子どもは自力で帰宅した」「温泉で息子を預けたら、子どもの着替えを持って先に休憩室に行き、ビール片手に眠っていた。子どもは着替えを父親に持っていかれ、一人ぼっちで泣いていていたところを係の人に保護してもらった」「夫が出張中、家事や育児がまともにできない母親は、昔の彼氏に連絡してヘルプに来てもらった」など、保護者として信じられない言動を起こすアスペルガー症候群の父親、母親のエピソードは挙げればきりがないほどです。

　両親のいずれかに発達障害の特性がある子どもたちは、とても大人びた考えをもっています。そうした彼らの言葉の節々からは、親を客観的に捉え、冷静に分析した上で接していることが伺えます。

第9章

カップル・夫婦のこれからの カタチ

　アスペルガー症候群（ADHD を併存している場合を含む）、カサンドラ症候群の特性や資質は、人間なら誰しもが必ず持っていると、私は思っています。その特性や資質が強く出るか弱く出るかで、社会生活、人間関係に支障をきたしてしまうか否かが決まると考えられます。

特性や資質が強く出ている場合の具体例

　たとえば、夜遅くに突然「カレーが食べたい」と思ったら、どうしても食べたい気持ちが抑えられず、頭の中で状況を考えることがあったとします。でも、家にレトルトカレーはありません。手作りするにもルーやスパイスもない状態からでは困難です。もうスーパーが開いている時間でもないし、コンビニに買いに行こうか？いや、面倒くさい。「仕方ない。諦めよう……」と思えるのが普通の考えですよね。しかし、アスペルガー症候群の人は、こだわりの強さ、衝動性を抑えらない特性の強さにもよりますが、「いや、どこか遅くまでやっているカレーショップに食べに行きたい。絶対どこか、この時間でもやっている店があるはず」と無言で検索を始めるのです。店が

見つからなければ、家族に何も言わずコンビニまで買いに出かけていく。寒空の下でも、パジャマから私服に着替えて、自分の欲しいものが手に入るまでコンビニを転々と探し回ります。これがアスペルガー症候群の人たちのこだわり、衝動性の強さです。

　そして、パートナーであるカサンドラ症候群の人は、「なにバカなことを言っているの？こんな遅い時間に！明日、夜カレーを作るから我慢して」「我慢できなかったらお昼休みにカレーを食べればいいでしょう」と、制止します。しかし、夫は妻の言うことを聞きません。

　「馬鹿じゃないの？勝手にすれば！こんな寒空の中、風邪引いたって知らないわよ」と気にせず寝られる人もいるかと思います。ですが、カサンドラ症候群の人は、家を飛び出した夫のことが気になり「こんな夜中に不審者と思われないだろうか」「いや、酔っ払いや不良に絡まれないだろうか」「いやいや、夫婦喧嘩して夫が出て行った、私が追い出した、と近所から思われないだろうか」「商品が見つからず、朝方までずっと探すのではないだろうか」とネガティブな思考が頭の中を駆け巡ってしまうのです。

　寝たいのに寝られない妻は、夫の携帯に電話をかけます。でも夫は出ません。連絡もありません。妻の心配と不安がイライラや怒りに変わっていく中、ケロッと帰ってくる夫。

　帰り方も人それぞれであり、ガン、バーン、ドンとすごい音と共に帰ってくる人もいれば、ソロリ、ソロリと物音を立てずに帰ってくる人もいます。

事例を通じて見えた「カサンドラ症候群」の原因

　このアスペルガー症候群の人たちの言動の異常さ、カサンドラ症候群の人たちが持つ過剰なほどの心配と不安や怒りなどの特性や資質は、人間なら大なり小なり持っているものと思われます。ですが、ここまで顕著に表れるのは、カップルや夫婦の間に起こることが、とても多いのです。その原因を取り去るのにはいったいどのような方法があるのでしょう。

　本書は、カサンドラ症候群の妻たちを読者として想定していますので、特に「カサンドラ症候群」について、私が研究で得たものをお伝えしたいと思います。

　カサンドラ症候群の人たちには、波があることがわかりました。頑張っていこうと思えるときと、離婚したい、逃げたいと思うときの波が幾度となく訪れます。この波は、突発的な言動や出来事を起こすアスペルガー症候群の夫に振り回されていくうちに、カサンドラ症候群の妻たちが夫の問題をいつの間にか自分の問題にすり替えてしまうことから起きるのです。

　違和感や焦燥感を抱きつつ、家庭のため、世間体のためと自己犠牲や我慢を続けた結果、それはいつしか空虚感へとカタチを変えていきます。対してアスペルガー症候群の夫は、自分の人生を生きています。そのことがさらに妻のカサンドラ症候群の兆候を助長し、やがて空虚感は罪悪感や憎しみへと変わっていきます。この事象はすべて現在進行形として起こるため、アスペルガー症候群の夫に起因していることがわかります。

　一方で、カサンドラ症候群の妻とアスペルガー症候群の夫の

夫婦関係の構築が上手くいかないのには、必ずしも夫だけに問題があるわけではなく、あるいは現在起きている問題のみが原因ではなかったことも研究で明らかになりました。

「カサンドラ症候群」に関する考察とまとめ

カサンドラ症候群の妻たちは自分の人生を生きていない、あるいは生きられないのかもしれません。子どもの頃から誰かに気を使い、自己犠牲のもとに、他人のために生きています。

結婚する前は、母親や兄弟姉妹、ときに他人に対してまで自分を押し殺して、我慢して生きてきました。これは、彼女たちの生まれながらにもつ性格の一言で片づけられる問題ではないことが、日々のカウンセリングを通して判明しました。カサンドラ症候群に陥りやすい妻たちの共通点の１つに、彼女たちの幼少期からの周囲の環境や成育歴があったのです。成育歴においては特に、母子関係に関して深いトラウマや愛着をもっていました。そして家庭内の問題（両親の離婚や虐待）、あるいは学校でのいじめといった外的要因も、カサンドラ症候群の根となる部分を彼女たちに植え付けてしまったのでしょう。

このような過去を抱え、埋まらない心の隙間ができた彼女たちは、それを埋めるために恋人や夫に承認や愛を求めてしまうようになります。それは安全な場所を探す旅でもあり、必要に迫られたものなのでしょう。しかし、その思いが強すぎると、恋人や夫に期待を求め過ぎてしまいます。子どもがいれば、子どもに対して過剰に愛情を注ぎ、依存してしまうことにもなり

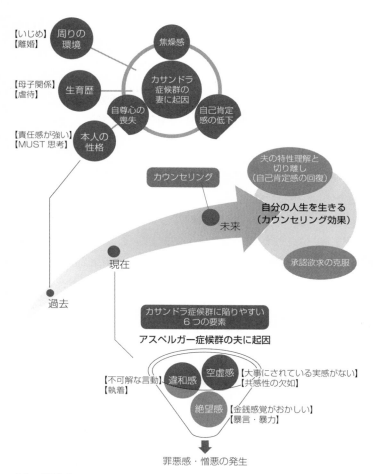

【いじめ】
【離婚】 周りの環境

焦燥感

カサンドラ症候群の妻に起因

【母子関係】
【虐待】 生育歴

自尊心の喪失

自己肯定感の低下

【責任感が強い】
【MUST思考】 本人の性格

カウンセリング

夫の特性理解と切り離し（自己肯定感の回復）

未来

自分の人生を生きる（カウンセリング効果）

承認欲求の克服

現在

過去

カサンドラ症候群に陥りやすい6つの要素

アスペルガー症候群の夫に起因

【不可解な言動】
【執着】 違和感

空虚感 【大事にされている実感がない】
【共感性の欠如】

絶望感 【金銭感覚がおかしい】
【暴言・暴力】

罪悪感・憎悪の発生

出典：著者作成

148

かねません。こうした部分は、カサンドラ症候群の妻とアスペルガー症候群の夫という夫婦間の関係性の構築において、足を引っ張る一因にもなりかねないのです。つまり、カサンドラ症候群の妻の特性のうち、自己肯定感の低下や自尊心の喪失・焦燥感といった部分は彼女たちの過去や性質に起因していたと言っても過言ではありません。そして、それを助長させているのが、パートナーの「発達障害」なのです。

このような点を詳しくまとめたのが、第4章「カサンドラ症候群に陥りやすい資質と環境」です。

この考察を踏まえ、今後もより一層、自分の人生は自分だけのものであることに気づいていただけるような支援、離婚回避の努力、パートナーとの関係性の構築を、彼女たちに寄り添いながら、ときにはそのパートナーである彼らにも寄り添いながら行っていきたいと考えています。

 ## 「カウンセリング」の効果について

ここまで、カウンセリングを通じて得た情報を基に分析・検討してきましたが、ここでカウンセリングを受けたクライエントのアンケートのコメントの一部をご紹介します。みなさまがカウンセリングを受けることを検討される際の参考としていただければ幸いです。

女性（40代会社員）

　こうしなければならない、こうすべきと考えて自分を追い詰めていた部分がありましたが、自分のしたいことをゆっくり時間をかけてやればいいと言っていただいて、少しほっとした気持ちになりました。１年後、３年後、５年後、そして老後の自分の人生を想像して物事を決めていくという気持ちになりました。またご相談させてください。

女性（40代会社員）

　本日はありがとうございました。自分の家族には話してもなかなかわかってもらえず、悩んでいましたが、今日とてもすとんと心に落ちました。一気に道が開けた感じもして、夫に対しても違った見方で接する事ができそうです。

女性（40代専業主婦）

　気持ちの整理がぐっと進み、大変助かりました。自分がこれから進もうと思っている方向性が間違っていない事がわかりほっとしましたし、力強い気持ちになりました。これから状況が変わっていくと思いますが、折々でまた相談させていただきたいです。

男性（20代教員）

　自分自身を見つめて、どのような人間なのか、良い所、悪い所を客観的に把握することができた。自分と相手との関わり合いの中で、身の周りの生活や社会が成り立っているんだなと感じた。

男性（30代会社経営）

　夫婦のコミュニケーションと、離婚騒動解決についてカウンセリングしていただきました。妻とうまくいかない原因を、妻のせいにしておりましたが、自分自身の性質・傾向にADHD・アスペルガー的要素があり、それがトラブルの原因になっているとわかりました。カウンセリングの中では自分の頭だけでは気がつかない事、たとえば、相手の気持ちを考える方法を、私自身の性質・傾向にあわせて提案、考えていただきました。

女性（40代パート）

　自分の考え方のくせ、行動が幼かったところからの連続性があることに気づきました。その上で、どういう風に考えていくかをアドバイスして頂き、実行していけたらと考えています。

女性（50代専業主婦）

　胸の内を聞いて頂き、モヤが晴れたようにすっきりしました。どのようにして良いのかわからない、困ったことばかりだったのが、整理されて、今やるべきことがシンプルにわかりました。ありがとうございました。

女性（60代パート）

　夫とどう接していけば良いかのヒントを教えて頂き、心が軽くなりました。夫ともっといい関係になれるように努力したいと思いました。

男性（40代会社経営）

　想像したよりも、アスペルガー症候群に対する先入観がな

く、思ったよりも現状分析がちゃんとできた。夫婦の問題点は抽出されたので、解決策が練り出せれば、非常にありがたいです。

男性（30代会社員）

　ここまで具体的に悩みを聞いてもらって、具体的なアドバイスをいただいたことがなかったので、とても参考になりました。もっと早く相談に来ればよかったと思います。やるべきことが明確になったので、気持ちもだいぶ楽になりました。今日は話を聞いてくださってありがとうございました。

　上記はカウンセリングにより、「気づき」を得て、前に進んでいこうと思ってくださったクライエントのコメントです。相手の気持ちを考える方法や自身の性質・傾向を分析していく作業はとても難しいことです。そのため、専門家はその方、そのご夫婦に合った提案を、それぞれ考えていかなければならないことを改めて痛感しました。

自分の人生を生きる

　幼い頃にできた心の隙間は自分で埋めるしかありません。

　「自分の人生を生きる」ということは、アスペルガー症候群の夫（妻）がいてもできます。母親や夫（妻）、さらに大きな枠で言えば世間体でさえも、自身を苦しめる存在であるなら自分から切り離し、解放されることが「自分の人生を生きる」ことです。すべての事柄を独りで抱え込み、引き受けるのではな

く、切り離す勇気をもたなければなりません。「今」を生きているアスペルガー症候群の人たちは幸せなのかもしれません。彼らは自分と他人をしっかり分けているからです。カサンドラ症候群からの脱出には自分の中の小さな自分を認めてあげることが重要です。しかし、自分と他人とを切り離すことも、自身の些細な心情に気づき認めることも非常に困難で、初めから独りで行うことはできません。そのために、我々カウンセラーが存在しているのです。まずは目の前のことしか見えていないアスペルガー症候群の夫（妻）も含め、現状に行き詰まり悩んでいる人たちに我々カウンセラーの存在やアスペルガー症候群、カサンドラ症候群のことをもっと認識していってほしいと思います。

　そして、理想の夫婦を追い求めることを、それは叶わないと諦めないでもらいたいと思います。我々カウンセラーと一緒に、自分たちの理想の夫婦のカタチを探しながら、夫婦関係の「修復」「構築」を目指してもらいたいと思います。

　夫婦にはいろいろなカタチがあっていいのです。「普通」にあてはめることなく、胸を張っていてほしいと思います。カウンセラーは、まだ見ぬいろいろな夫婦のカタチを探す道標にならなくてはならない。そう思いながら、私も日々活動しています。

「結婚」「離婚」と法律

◎ はじめに

　本章では、「結婚」「離婚」について法律的な側面から検討を加えています。

　これまでの内容からおわかりのとおり、本書では、大きく言えば、「発達障害」を有する夫（妻）とそれによって「カサンドラ症候群」に陥ってしまった妻（夫）のこれからの在り方について、心理的な側面から検討してきました。

　一見すると、心理的な側面から夫婦ないしカップルのこれからの在り方を検討することと法律は関係がないようにも思えます。しかし、そうではありません。

　「夫婦」におけるこれからの在り方を考える際に1つの選択肢となるのが「離婚」です。そして、当然のことながら「離婚」の前提として「結婚」があります。また、カップルがこれからの在り方を考える際にはこの「結婚」が1つの選択肢となります。

　これら「結婚」「離婚」はいずれも法律上の制度であり、法律的な効果（法的効果＝権利義務）を伴うものです。これらの法的効果＝権利義務にはメリットもあればデメリットもあります。そのため、いずれも「法律」とは切っても切れない関係にあります。特に「離婚」はそれまでに生じていた夫婦共同生活

154

関係を解消するものなので、夫婦関係に特に大きな影響を及ぼします。

　夫婦ないしカップルのこれからの在り方を考えるにあたっては、まず、このことを理解しておくことが大切です。

　私自身、心理学だけでなく法律を学んできた経験がありますが、その中で、上記のように「結婚」や「離婚」、特に「離婚」が「法律」と切っても切れない関係にあることを痛感しました。

　その経験を踏まえ、「夫婦」の再構築を目指すと共に、それができず、「離婚」という選択をすることになってしまった場合でも、それが後悔のないものとなるように、法律的な側面からの情報もお伝えしたいと思い、今回、最後にこのような章を設けることにしました。

　また、本書を通じて、心理学的な知識だけでなく、このような法律的な知識も習得し、あらゆる側面から「後悔のない」選択を手助けできるカウンセラーが育っていくことを望んでいます。

　そして、私自身、このような「マリーガル」カウンセラー（私の造語ではありますが、法律的な知識も習得したカウンセラーの意）の輩出に少しでも貢献できればと思い、日々業務に携わっています。

導入──心理的な側面から見た「離婚」

　「離婚」は実質的にも法律的にも「夫婦関係」を根本的に解消してしまうものなので、非常に大きな意味を持ちます。

　そこで、まずはこの「離婚」について少しだけ心理的な側面から考えてみることにしましょう。

●「離婚」という選択

相手のこと、ちゃんと理解していますか

　「離婚」にはさまざまな原因が考えられますが、「離婚」を考えるようになる原因として一番多いと思われるのは、いわゆる「性格の不一致」「価値観の違い」です。この「性格の不一致」「価値観の違い」はいわば抽象的なものです。

　その実態を捉えることは困難なことであり、「結婚する前にはわからなかった相手の嫌な面が見えてきた」などとよくいわれるところです。

　これは「相手に対する理解の不足」を原因とするものです。そもそも「結婚」に至ったのはまさに「お互いに好意を抱いていた」からに他ならないと考えられますが、人は誰かを「好き」でいるときにはその人の良い面にしか目が行かない傾向があります。また、好きでいる気持ちが強ければ強いほど、多少のことには目をつぶってしまう傾向もあります。そして、当然のことながら好きでいる相手に対しては自分の嫌な面や悪い面を見せたくないと思い、「良い人間」をいわば演じてしまうこ

ともあるのです。このような人間心理からすれば不可避な現象により、相手の「良い面」しか見えなくなり、相手に対する理想が本来よりも高くなり過ぎた結果、相手に対する理解が不足してしまうのでしょう。人間にはそのような面があるということを表すものとして「恋愛は大いなる錯覚なり」という言葉もあるくらいです。

そして、このように相手に対する理解が不足したまま「結婚」に至り、ある程度お互いの気持ちが落ち着いたところで、本来結婚前から存在していたかもしれない「価値観の違い」や「性格の不一致」が問題として顕在化され、「こんなはずじゃなかった」と思うようになり、離婚を考えるようになるのです。

結婚してからいきなりこのような「価値観の違い」や「性格の不一致」に衝突すれば、「離婚」を考えるのもおかしいことではなく、むしろ人間心理としては通常の反応といえます。

しかし、早急に「離婚」を選択する前に今一度考えて頂きたいのは、上記のように相手に対する理想が高くなり過ぎた結果、その反動で「こんなはずじゃなかった」と強く思うようになり、今度は相手の「悪い面」しか見えなくなってしまっているのではないかということです。これでは、相手に対する理解が不足した状態のまま何も変わっていないでしょう。

このように相手に対する理解が不足し、その「悪い面」しか見えなくなった状態では、相手と離れたいという一心から冷静さを欠いた状態で、その与える影響について深く考えずに「離婚」を選択することにもなりかねないので、危険です。

「離婚」を考えるにあたっては、相手の悪いところも一度受

け入れて認識した上で、「結婚」することになった時点で抱いていたはずの「相手に対する好意」を思い出してほしいのです。その時に確かに見ていたはずの相手の「良い面」（この良い面があったからこそ、好意を抱き、「結婚」まで至ったはずです）をも同時に認識することが大切であると思います。まずは、相手の悪い面しか見えていない「目の曇り」を取り除き、「良い面」と「悪い面」を併せもつ１人の人間として相手を受け入れることが肝要です。

　その上で、最終的に相手との夫婦共同生活関係を解消することが自分にとって（子がいる場合には子にとって）最良の選択であるのかを今一度考えてからでも「離婚」は遅くはないと思います。

相手を受け入れるにはまず「自分自身を受け入れてあげる」こと

　このような言葉を聞くと何か綺麗事のように捉える方もいらっしゃるかもしれませんが、そうではありません。

　確かに相手の悪い面を素直に受け入れるのは難しいものです。しかしそれには理由があります。人は誰かを受け入れられない時、自分自身を受け入れることができていないからです。

　人には必ず「良い面」と「悪い面」（＝長所と短所）があります。今現在見えている相手の「悪い面」と同様に、自分自身にも「悪い面」があります。しかしながら、人はその内心において自分自身の「悪い面」（＝短所）を受け入れることに抵抗があるものです。これは優れた人間でありたいと願う人間心理か

らすれば通常のことですが、そのこと故に、「自分は悪くない
のに」「自分には悪いところはないのに」と思い込み、相手だ
けに「悪い面」があるように思い込んでしまうことがあるので
す。そうなれば、当然、自分の「悪い面」すら受け入れられて
いないのですから、相手の「悪い面」など受け入れられるはず
がないのです。

　だからこそ、相手の「悪い面」を受け入れていくにあたって
は、まず自分自身にも同じように「悪い面」があることを認識
し、自分自身を受け入れてあげることから始めてみてもらいた
いと思います。そうして、自分の「悪い面」を受け入れてあげ
ることができれば、自然と相手の「悪い面」も受け入れること
ができ、必要以上に反発せずに客観的に相手を見ることができ
るようになるでしょう。

　このように「相手を受け入れる」ことは「自分自身を受け入
れる」ことでもあるのです。

いわゆる「精神的な障害」をもつ相手との付き合い方

　これまで夫婦関係における相互理解のあり方について述べて
きましたが、心理的な側面から考えなければならない問題とし
て、いわゆる「精神的な障害」の問題があります。特に問題と
なるのは、意思能力や判断能力に問題はないものの、対人関係
を上手く築けない性質のもの、具体的には「アスペルガー症候
群（ADHDを併存している場合を含む)」と呼ばれるものです。
パートナーがこのような障害を抱えている場合に、それらの症
状等について正確に理解せずに、障害があるというだけで嫌悪

の情をもって接したり、差別的な態度を取ったりすることも多く、夫婦関係の維持を難しくする場合も多いのです。また、近年は、そのような精神的な障害の名称が認知され始め、一般的にも使われるようになってきていますが、正確な理解を欠いているが故に、間違った使い方や差別的な使い方をされていることも多く（たとえば、対人関係が苦手な人のことを指して「アスペ」（アスペルガー症候群の意）と馬鹿にしたり、差別的に発言する等）、この点は、私が極めて危惧しているところです。

　夫婦関係において相手がこのような精神的な障害を抱えている場合には、それに対する正確な理解が不可欠であり、まずはそれについて正確な理解をした上で、今後の夫婦生活（を維持するのか「離婚」を選択するのか）について考えるべきです。

　そうでなければ、「偏見」や「差別的な考え」に基づいて「離婚」を選択してしまうことにもなりかねず、極めて危険なのです。

　ここまで目を通して頂き、「離婚」について心理的な側面から少し考えて頂けたかと思います。

　そこで、次に、「離婚」を検討する際に避けては通れない「法律」との関係について見ていきたいと思います。

　また、「離婚」の前提となる「結婚」と法律の関係についてもここで併せて見ていくことにします。

「離婚」の現実

　近年は、「離婚」が増えていると言われ、その言葉を聞くことも多くなり、最早一般化しているといっても過言ではありません。法律事務所では離婚に関する問題を専門的ないし重点的に扱うところも少なくありません。

　しかしながら、一般化してきている分、その影響を深く考えずに「離婚」を選択してしまう人が多いというのも現実です。

　離婚は、後に述べるように、それまで築いてきた夫婦共同生活関係を解消するものですから、当事者夫婦（子どもがいる場合には特に子どもにも）に心理的影響を及ぼすだけでなく、夫婦双方それぞれに十分な収入のない場合（たとえば妻が専業主婦または夫が専業主夫）には、経済的にも極めて大きな影響を及ぼすことになります。

　「離婚」するにあたり、このような影響は必ず考慮しなければなりませんが、アスペルガー症候群の特性がある方やその配偶者であるカサンドラ症候群の方々は、自身の力だけでそれらに立ち向うことは非常に困難です。そのため、「離婚」を考えている、あるいは今後「離婚」を考える際に、一度立ち止まってその影響や負担、手続などについて理解し、今一度考える機会を第三者と共に持つ必要があるのです。

「離婚」の前提となる「結婚」（婚姻）に対する理解

　「離婚」について言及する前に、「離婚」についての正確な理解のため、その前提となる「結婚」（婚姻）についても法律的に触れてみます。

◉ 「結婚」とは

　「離婚」は端的に言えば「結婚によって形成された夫婦の共同生活関係を解消する」ことです。従って、その前提となる「結婚」とは「夫婦共同生活関係を形成する」ことです。

　この「結婚」は法律（具体的には民法等）で定められている１つの制度、「すなわち「夫婦共同生活関係の形成」を法律が保障したもの」であり、法律上は「婚姻」と呼ばれ、具体的には「当事者による婚姻届」の提出により成立します。以下ではこの「婚姻」という意味で「結婚」という言葉を用いることにします。

◉ 「結婚」と法律

　このことからもわかるように、「結婚」は法律上の効果、すなわち「権利」「義務」の発生を伴うものです。「権利」の具体例としては、他方配偶者の「貞操」を独占する権利（このような権利が認められる故、いわゆる「不貞行為」に基づく損害賠償請求や慰謝料請求等の問題が発生します）や他方配偶者の死亡時における相続権の発生などが、「義務」の具体例としては、同居・協力・扶助義務（民法752条）や貞操義務（上記「他方配偶

者の貞操を独占する権利」の裏返しとしての「他方配偶者以外の者との関係で自己の貞操を守る義務」)、婚姻費用分担義務（民法760条。夫婦共同生活にかかる費用を夫婦それぞれがその収入に応じて分担する義務）などが挙げられます。この点が、事実上夫婦共同生活関係の実態はあるものの、法律上の保障を受けていない（＝婚姻届を提出していない。俗に言えば「籍を入れていない」）いわゆる「事実婚」と異なります。

● 「結婚」の出発点

そして、この「結婚」については、その成立が「当事者による婚姻届の提出」によるものとされていることからもわかるとおり、当事者の「夫婦共同生活関係を形成する意思」を出発点としています。「夫婦共同生活関係を形成する意思」というと小難しく聞こえるかもしれませんが、「お互いに好意を抱いており、夫婦になりたい」という意思のことで、この「意思」こそがまさに「結婚」の本質なのです。「離婚」を考えるにあたっても重要となっていきますので、まずはこのことを頭にとどめておいて頂きたいと思います。

以上のことを踏まえ、次に「離婚」について述べます。

「離婚」とは

　「離婚」は前述したように、「結婚により形成された夫婦共同生活関係を解消する」ことを意味します。そのため、当事者夫婦に少なからず心理的な影響を及ぼします。また、夫婦間に子がいる場合には、「離婚」の当事者ではない「子」に対しても心理的な影響を及ぼすことになります。特にこの「子」に対する影響は、子の将来にまで関わるものにもなりかねないため、極めて大きな問題となります。

　また、前述したように「結婚」が「法律上の効果」（権利義務）を伴うものであるため、その解消である「離婚」はこの「結婚」によって発生した権利義務を解消することを意味します。そのため、当事者夫婦（及び子がいる場合にはその子）に、法律的な意味でも非常に大きな影響をもたらす場合が多いのもわかっていただけるでしょう。

 ## 「離婚」と法律

◉「離婚」の法的効果

　上述のように、「離婚」は「結婚」により形成された、「法律上保障された夫婦関係」を解消するものです。その主な法的効果は以下のとおりです。

　まず、「結婚」により発生した「権利義務」は全てなくなります。従って、権利としての「配偶者の貞操を独占する権利」

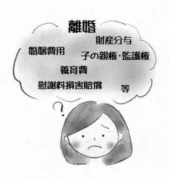

や「相続権」などは消滅し、反対に義務としての「同居・扶助・協力義務」や「貞操義務」、「婚姻費用分担義務」も消滅することになります。

　また、離婚をした者の一方は、相手方に対して財産の分与を請求することができるとされており（民法768条1項）、離婚時には夫婦の間でその財産（「夫婦共有財産」と呼ばれる）を清算することになります。

　さらに、夫婦に子がいる場合には、離婚する夫婦の「一方」が子の「親権者」「監護者」となります。

　なお、この場合でも、「親権者」「監護者」とならなかった夫婦の他の一方は「面会交流」という形で、子と交流することはその権利として保障されます。

　また、「離婚」に際し「親権者」「監護者」とならなかった場合でも、子の「親」であることに変わりはなく、子に対する「扶養義務」がなくなるわけではないので、（離婚により子と別居することになったとしても）子に対して「扶養義務」の履行と

して「養育費」を支払う義務は残ります。

◉現実に問題となり得る点

　「離婚」において法律的な面から、現実に問題となり得る点について見ていきましょう。

「婚姻費用」支払義務（民法760条）の消滅

　特に「離婚」を考えるにあたり現実に問題となるのは（扶助義務の一内容と捉えられる）「婚姻費用分担義務」が消滅することです。

　たとえば、妻が専業主婦であり夫のみが働いて収入を得て生活している場合（「専業主夫」という言葉もあるように夫が家事を行い、妻のみが働いて収入を得て生活している夫婦も想定できますが、ここでは便宜上、妻が専業主婦をしている夫婦を例として挙げることにします）、夫は（扶助義務の一内容としての）婚姻費用分担義務に基づき、その収入から妻の生活費（婚姻費用）を負担します。

　この場合、基本的に妻は夫の収入に依存していることになります。

　この「婚姻費用」支払義務は法律上夫婦であること、すなわち「結婚」していることから生じるものなので、たとえ夫婦が別居していても「結婚」している限り、上の例でいえば、夫は妻に対して一定程度の生活費（婚姻費用）を支払う義務を負います（但し、別居している夫婦が互いに自己の収入によりそれぞれ完全に独立した生活を送っているような場合には、「婚姻費用支払

義務」はないものと解されます)。この「婚姻費用」の具体的金額については、当事者の協議で決定されますが、この協議が整わない場合には、当事者は「調停」（婚姻費用分担請求調停）を申し立てることになり、それでも合意に至らない場合には、裁判所の「審判」で、基本的には当事者夫婦のそれぞれの収入に基づき、裁判所が作成している「算定一覧表」により決定されることになります。なお、夫婦に子がいる場合には、子に対する「養育費」と併せて算定されることが通常です。

　このように、法律上夫婦であれば、すなわち「結婚」をしていれば、たとえ別居していても、妻は夫から婚姻費用（＝一定程度の生活費）の支払を受けることができます。しかしながら、「離婚」をしてしまうとこのような夫の「婚姻費用分担義務」は消滅するので、妻は（一定程度の）生活費（婚姻費用）の支払を受けることができなくなります。従って、特に妻において、離婚後に（生活できるだけの）収入の目処が立っていない場合には、「離婚」は経済的に困窮することを意味することになるのです。そのため、離婚を考えるにあたっては、自己の現在の収入状況等を踏まえた上での慎重な判断が必要となります。

「財産分与」（民法768条）

　さらに、「離婚」に際して大きな問題となるのが「財産分与」です。「財産分与」とは夫婦が「結婚」してから築いた財産（「夫婦共有財産」と呼ばれます。）について、離婚時に夫と妻との寄与割合に応じて分与（＝清算）することです。「離婚をし

た者の一方は、相手方に対して財産の分与を請求することができる」とされています（民法768条1項）。分与の割合は夫婦それぞれの財産の形成への寄与（寄与割合）によって決まり、この寄与割合については、たとえ妻が専業主婦で現実の収入それ自体には寄与していないとしても、家事等の夫への無形の協力があることを考慮し、特段の事情がない限り夫5：妻5（すなわち2分の1ずつの分与となる）と考えられています。実際に離婚においてこの財産分与の寄与割合が問題となる場合でも、基本的には夫5：妻5とされることがほとんどです。

　具体的には、夫婦が「結婚」してから夫の労働により「100万円」の貯金をできたとすると、これが「夫婦共有財産」となり、「離婚」時にはこの「預貯金100万円」を、夫と妻の寄与割合5：5で分け、夫が50万円を取得し、妻が50万円を取得するという形で分与することになるのです。

　このような「財産分与」の下では、「夫婦共有財産」としての資産が多くある場合には、その分与により妻もある程度の財産を取得することができ、たとえ上記のとおり「婚姻費用」の支払を受けられなくなっても、直ちに生活に困窮するということにはなりにくくなります。しかしながら、この「財産分与」は「夫婦共有財産」としての資産がなければ、あるいは少なければ、妻の生活の安定ないし一時的な保障の役目を果たすことはないのです。すなわち、この「財産分与」においては、相手方に対し一定の金額を請求できるというものではなく、あくまでも離婚時に存在している財産（「夫婦共有財産」）を夫婦間でどのように清算するかという問題なので、離婚時の財産（「夫

婦共有財産」）の有無ないしその資産価値（＝金額）に左右されるものだからです。

　また、仮に「夫婦共有財産」としての資産が多くある場合でも、この「財産分与」自体を原因として争いとなることも多くあります。この場合には、①ある財産がそもそも分与の対象たる「夫婦共有財産」にあたるのか、②夫婦共有財産を分与する前提としての夫婦それぞれの寄与の割合はどうなるのか、等の問題となって顕在化してきます。そのため、「離婚」自体については当事者夫婦双方に争いがなくても、この「財産分与」について争いが生じた結果、協議では「離婚」に至ることができず、後述の「離婚調停」や「離婚訴訟」等のいわゆる裁判所が関与する法的紛争にまで発展してしまうことも多いのです。ひとたびこのような紛争となれば、解決までに相当の時間や手間及び費用（このような紛争手続には弁護士を代理人として立てることが極めて多く、弁護士費用がかかるのが通常です）を要し、かつこのような法的紛争を長期間抱えることによる精神的負担をも抱えることになるのです。

　従って、「離婚」を考えるにあたっては、「夫婦共有財産」がどの程度あるのか、それらをどのように分与するのか（分与の方法ないし割合等）を巡り紛争となるおそれはないかなども考慮した上で、判断する必要があります。

慰謝料、損害賠償

　上記に加え、「離婚」に際ししばしば問題とされるのが「慰謝料」の請求や「損害賠償」の請求です。これらは、本来「離

婚」の成立それ自体とは切り離されて判断されるべきものです
が（＝「離婚」をした上で、相手に対し「慰謝料」や「損害賠償」
を請求する）、実際には、「慰謝料」や「損害賠償」を考慮した
上で、「財産分与」がなされることも多くあります。しかしな
がら、このような「慰謝料」や「損害賠償」を相手に請求する
ためには、相手方の故意・過失に基づく行為により「損害」
（物的な損害ないし精神的損害）を受けた（典型的な例は相手方の
「不貞行為」による精神的損害等）という具体的事実が必要であ
り、単なる「性格の不一致」「価値観の違い」だけを理由とす
る「離婚」においては認められないものと考えられます。

子の親権・監護権

「離婚」を巡って現実に問題となるのは「財産」に関するこ
とだけではありません。夫婦に子がいる場合には、離婚をする
にあたりそのどちらか「一方」を「親権者」と定めなければな
らないのですが、この「親権」を巡って争いとなることも多く
あります。また、「親権」は「財産管理権」と「身上監護権」
の両方を含むものと解されていますが、この「親権」から「身
上監護権」だけを切離し「監護権」として、「親権」とは別に
夫婦のどちらか一方に取得させることもできるので、実際には
「親権者」「監護者」の指定という形で問題となります（但し、
現実には「親権」と「監護権」を分けて夫婦がそれぞれ別々に取得
することは少なく、どちらか一方が（「監護権」を含むものとして
の「親権者」として決められることが多いのが現実です）。

「結婚」している間は、「親権」（監護権を含む）は夫婦の共同

行使が原則となっていることから（民法818条3項）、夫婦の双方が行使できるので、問題となることはそこまで多くはないのですが、「離婚」をしてしまうともはやそのような共同行使は期待できなくなるので、夫婦のどちらか一方を「親権者」「監護者」として決める必要が生じ、問題となるのです。

　後述の協議離婚の際に、未成年の子がいる場合には、父母の一方を「親権者」と定めなければならず、この記載がない場合には「離婚届」が受理されません（民法765条1項、819条1項）。この場合において、協議が整わず「親権者」が定まらないときは、後述の離婚調停手続（調停離婚）ないし離婚訴訟手続（裁判離婚）、すなわち裁判所を介した手続により「親権者」が定められることになります。

　なお、子の「監護権」「親権」を取得できなかった夫婦の他の一方についても、面会交流という形で子と交流することが権利として保障されることは上述のとおりです。

子の養育費

　離婚に際し、夫婦の一方が子の親権・監護権を取得した場合でも、親権・監護権を取得しない他の一方も子の「親」であることに変わりはなく、子に対する扶養義務がなくなるわけではないので、子に対して一定の費用を「養育費」として支払う義務があります（たとえば、離婚が成立した月から子が成人する日の属する月まで毎月●●万円を支払うなど）。この養育費の具体的金額については、当事者の協議で定めることになりますが、この協議が整わない場合や協議ができない場合には、後述の離婚

調停手続（調停離婚）ないし離婚訴訟手続（裁判離婚）という裁判所が関与する手続の中で定められるとになります。具体的には、当事者夫婦のそれぞれの収入に基づき、裁判所の作成している「算定一覧表」により算定されるのが通常です。

　なお、この「養育費」はあくまで「子」のために支払われるものであり、夫婦の他の一方に支払われる「婚姻費用」とは異なるので、当事者夫婦が別居中の場合などには、この「婚姻費用」と「養育費」を併せた金額が支払われます。

離婚の具体的手続

　次に、現実に「離婚」をする場合の法的手続について見ていきましょう。

　「離婚」は離婚届を提出することにより成立しますが（民法764条、739条）、その方法には以下のとおり、当事者の協議によるものから裁判所が関与するものまで存在します。

　具体的には、離婚を求める当事者はまず相手に「協議」により離婚を求め（協議離婚）、協議が上手くいかない場合には「調停」を申し立てて離婚についての合意を求めていくことになります（調停離婚）。そして、この「調停」でも離婚の合意に至らない場合には、訴訟を提起し、裁判により「離婚」を求めていくことになります（裁判離婚）。

　以下、それぞれについて概要を説明します。

● 協議離婚

　「離婚」にはいくつかの種類がありますが、その中で最も基本的なものが「協議離婚」です。文字どおり夫婦間の協議により離婚をすることです。この場合には、「財産分与」や「親権」「面会交流」などについても協議で定められ、一般的には当事者夫婦間で「離婚協議書」が作成され、締結されることになります。弁護士に依頼し、弁護士を通じて相手と交渉の上、離婚について合意し、離婚協議書を作成・締結し、現実に離婚に至った（＝離婚届の提出に至った）という場合も、もちろんこの「協議離婚」に含まれます（弁護士が間に入ったとはいえ、最終的には当事者の協議で離婚に至っているからです）。

　この「協議離婚」は、離婚の際に必要な事項がもれなく合意され、それら合意された事項について当事者がきちんとこれを守るのであれば、裁判所等が関与することもないため、最も穏便な離婚の方法といえます。

● 調停離婚（夫婦関係調整（離婚）調停）

　当事者間の協議による離婚（協議離婚）ができない場合には、「離婚」を求める当事者は家庭裁判所に離婚調停を申し立てることができます。これは、当事者が、裁判官及び調停委員と呼ばれる参与員を通じて離婚について協議するもので、基本的には裁判官及び調停委員が、それぞれ別々に当事者夫婦の双方から話を聞き（必要であれば書面や証拠等の提出も求められます）、意見や具体的な合意内容の案（たとえば、離婚をすることを前提としての「財産分与」の方法ないし割合等や子がいる場合に

「親権・監護権」を当事者のどちらに取得させるのか、「養育費」の具体的金額などについての具体的提案）を提示して離婚についての「当事者の合意」を促す手続です。

　この「調停離婚」のメリットとしては、①離婚事件に精通した裁判官や調停委員が当事者夫婦からそれぞれ別々に話を聞きながら手続が進むため、当事者夫婦が対面することなく、感情的な対立をある程度抑えられること、②裁判官や調停委員という中立の「第三者」が介入するため客観的な判断や提案が期待されることが挙げられます。

　他方、デメリットとしては、①裁判所が関与する手続であり、基本的に月１回程度の調停期日を通じて手続が進むため、時間がかかること、②基本的に調停期日には当事者本人の出頭が求められるため（当事者が代理人を就けている場合には代理人のみの出頭も手続上は可能ですが、あくまでも当事者間の協議を前提とする手続であるため、当事者本人の出頭が必要となることも多くあります）、その負担が大きいこと、③調停手続においては当事者が代理人（弁護士）を就けることも多く、その場合には弁護士費用がかかり、金銭的な負担もあること、④調停はあくまでも当事者の合意を促すための手続であるため、当事者が合意しなければ調停不成立となり、解決に至らないことなどが挙げられます。

　このように「調停離婚」においては協議離婚に比べ、時間・手間・費用の点で当事者への負担が大きく、かつ調停手続により必ずしも解決が図られるわけではないことに留意する必要があります。

なお、「調停」により「離婚」が成立しない（＝調停において当事者が「合意」に至らなかった）場合には、離婚を求める当事者は後述の裁判による離婚（裁判離婚）を求めることになりますが、この裁判による「離婚」を求めるためには事前に「調停」手続を経ている必要があるので（「調停前置主義」。家事事件手続法257条、244条）、最終的に裁判による離婚までを求めたい当事者は、いずれにせよ離婚調停を申し立てておく必要があります。この（離婚）「調停」を申し立てずに（離婚）「訴訟」を提起した場合には、裁判所の職権により「調停」に付されるので、結局この「調停」手続を経ることになります。

● **裁判離婚**

　上記の「調停」によっても「離婚」の成立に至らない場合には、当事者は裁判により「離婚」を求める、すなわち離婚に応じない相手方を被告として裁判所に「離婚訴訟」を提起することになります。そして、この離婚訴訟において離婚する旨の判決をもらい、現実に離婚することになるのです（裁判離婚）。

　この「裁判離婚」は、離婚を求める当事者にとってのいわば最終手段となるものです。

　調停手続との一番大きな違いは、「調停」手続があくまで当事者の合意を促す手続であるのに対し、「離婚訴訟」は「裁判」手続であるため、当事者の主張立証に基づく裁判官の判断を求める手続であるという点、すなわち、「離婚」を認める旨の裁判所の判断（判決）があり、それが確定すれば、当事者の合意を要することなく（＝当事者の一方が離婚に反対していても）「離

婚」が認められる点です。

　この「離婚訴訟」において「離婚」が認められるのは、民法770条に定められている「離婚事由」がある場合（＝裁判官が最終的にこの「離婚事由」があると判断した場合）に限られ、離婚を求める当事者はこの「離婚事由」を具体的に主張立証することになります。

　また、子がいる場合に「離婚」に際して定められなければならない事項である「親権」（を当事者のどちらに取得させるのか）についても裁判官の判断に服することになります。

　さらに「離婚」が認められるかという点に加え、当事者から申立てがあった場合には、「財産分与」についても裁判官の判断に服することになります。

　加えて、「慰謝料請求」「損害賠償請求」についても、原因を同じくする（＝離婚するに至ったのと同じ原因に基づく）ものである場合には、「離婚訴訟」の中で審理判断することが可能になりました。

　以上のように、「離婚訴訟」の審理対象は単に「離婚が認められるか」ということのみではなく、多岐に亘ります。そのため、当事者夫婦において「離婚」をすること自体については争いがないものの、「親権」「財産分与」「慰謝料請求」等との関係で、「離婚の原因がどちらにあるのか」が問題となり激しく争われることが非常に多いのが現実です。当事者の最大の関心が「離婚」が認められるかどうかよりも、これらの各点における裁判官の判断にあるといっても過言ではない程です。

　「離婚訴訟」は上記のように離婚を求める当事者の「最終手

段」というべきものであり、かつその審理対象が多岐に亘るため、当然デメリットも多くあります。具体的には、①調停と同様に、基本的に月1回程度の期日に基づいて手続が進むため、審理対象（＝争点）が多岐に亘るような場合には、訴訟手続が長期化し、非常に時間がかかること、②訴訟事件においては当事者が弁護士を代理人とすることがほとんどであるため弁護士費用がかかり、金銭的な負担があること（なお、弁護士以外の者が訴訟代理をすることは禁じられているので、弁護士を代理人としない場合には本人が期日に出頭して手続を行うことが必要となります）、③訴訟手続は裁判官の判断を求める手続であるため、離婚を求める当事者の意に反する判断がなされる可能性も十分にあることなどが挙げられます。また、訴訟手続全般に共通のことですが、訴訟における期日（口頭弁論期日）は公開の法廷で行われます。そのため、特に夫婦間のプライバシーに関する事情が争点となりやすい「離婚訴訟」においては、そのような事情が公開の法廷で明らかとなってしまうという点もデメリットの1つと考えられます。

　このように「離婚訴訟」は、特に「親権」「財産分与」に争いがある場合には、その時間・手間・費用の点で離婚を求める当事者本人に極めて負担の大きいものです。特に、上述のように「離婚訴訟」が提起される時点では「調停」手続を経ているはずなので（調停前置主義）、当事者本人は既にある程度の負担を受けており、その後更に「訴訟手続」による負担を抱えなければならないという点には留意をする必要があります。

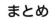 まとめ

　以上のように、「離婚」を求めるための手続には、段階的に「協議」「調停」「訴訟」と考えられることになります。そのため、「離婚」を求めるにあたっては、「協議」での離婚ができない場合も想定し、その場合には「負担」の大きい「調停」や「訴訟」手続まで行わなければならないことも考慮した上で、慎重に判断する必要があります。

◎ 子どもがいる場合における離婚

　「離婚」を考えるにあたっては、これまで述べたような心理的な側面及び法律的な側面から今一度考えてみて頂きたいと思うところですが、今一つ、考えて頂きたい大きな問題があります。

　それは子がいる場合に、「離婚」が子どもに与える影響です。特に、子どもが人格形成を行う途上における「離婚」は子どもに対して著しい影響を与えかねないため、深刻です。

　「子は親の背中を見て育つ」と言われるように、子は親の影響を強く受けます。特に子が学校等に行っていない幼少期は、基本的に家庭だけが子の拠りどころといっても過言ではないので、子の受ける影響は極めて直接的です。また、「子が小さいから離婚という状況を理解していないだろうし問題はない」というのは大きな誤りです。たとえ「離婚」自体の意味までは理解していないとしても、両親が不仲であればそれは必ず子に伝わるものです。その結果、子は心理的に大きな影響を受けることになるのであり、場合によっては子のその後の成長に影響を

及ぼすことすらあり得ます。特に、幼少期に両親が離婚を巡り紛争となっていたりすると、子においてもそのような親の姿を日常的に見て過ごすことになるため、その影響を受け、将来、子自身が結婚した際に夫婦関係を上手く築けなかったりするという話は珍しくありません。

　また、たとえそのような紛争状態にならずに離婚に至ったとしても、その場合、親権者及び監護者は夫婦のいずれか一方に定められます（子の親権は夫婦共同で行使するのが原則ですが（民法818条3項）、離婚してしまうとそのような共同行使はもはや期待できないため）。ここでいう「監護権」は本来「親権」に含まれているものではありますが、「親権」と切り離して「監護権」を夫婦の一方に与えることも理論上は可能とされており（民法766条1項、771条）、「親権者」と「監護者」を別々にすることも可能です（但し、現実にはあまり考えられません）。そのため、子は自分ではどうにもできない事情により少なくとも親権者ないし監護者としての両親の一方を失うことになります。但し、離婚してもいずれも親であることに変わりはなく、子の親権ないし監護権を有しない夫婦の一方も面会交流という形で子と交流することが保障されていることは、既に述べたとおりです。

　しかし、その頻度は子と通常一緒に暮らすことを考えれば、比べ物にならないくらい少なくなります（具体的には月に数回程度等）。そのため、離婚後は片親家庭になることが非常に多く、このことが子にコンプレックスを与えたりすることもあります。

　また、「子がある程度の年齢（たとえば小学生や中学生）であれば離婚を理解してくれるから問題ないだろう」というのも

大きな誤りです。小学生や中学生は未だ人格形成の途上の段階であり、さまざまなことの影響を受けやすい時期でもあるので、このような時期に両親が離婚をすることにより子に与える影響はとても大きいといえます。子において、一見、両親の離婚について理解して受け入れているように見えたとしても、それは複雑な想いや感情を押し殺しているだけであることも多く、それはいわば防衛本能のようなものとも考えられます。子が年齢にそぐわず冷静な場合などはまさに自分自身の想いや感情を押し殺していることが多く、そのことが子に与える心理的ストレスは簡単に看過できるものではありません。親と子の関係を表す言葉として「親の心、子知らず」という言葉があり、ある程度的確に現実を示した言葉と考えられますが、そうであるならば「子の心、親知らず」という言葉があってもよいと私は思います。「離婚について子は理解してくれている」というのは、「親が子を理解している」と思いこむ傲慢さの１つの表れであることは否定できません。

　このように子がいる場合には「離婚」により影響を受けるのは当事者である夫婦のみではないため、もはや夫婦間のみの問題ではなくなるのです。従って、「離婚」を考えるにあたっては、子の性格や現在の様子、今後考えられる子に対する影響、離婚後の物的側面だけでなく精神面でのサポートの方法等の事情を総合的に考慮した上での、慎重な判断が強く望まれます。

あとがき

　本書を執筆するにあたっては、専門家が研究に使ういわゆる「研究書」「教科書」ではなく、今まさに苦しんでいる方々が手に取り読むことができるような本にしたいとの思いが私の根底にありました。そのため、本書では専門的な説明、学術的な説明は最小限に抑え、実際にカウンセリングを行う中で出会った様々な事例を掲載することで、読者の皆様により身近に感じて頂けるよう心掛けました。

　「発達障害」、いわゆる「アスペルガー症候群」や「ADHD」などの問題や「カサンドラ症候群」の問題は、その名称の認知度自体は高まってきていても、現実にこれらについて苦しんでいる方々が相談しやすい環境にあるかといえば、必ずしもそうではありません。カウンセリングについても、ご利用されるかを迷われていたり、躊躇されている方も多いのではないでしょうか。

　しかし、カウンセラーは決して「特別な存在」ではありません。今まさに苦しんでおられる方々の声に耳を傾け、その一人一人が少しでも前を向ける方法を「一緒に」探していきます。カウンセラー自身、実際に様々な事例に出会うことで、カウンセリングを受ける方と同様に、感じ、学び、成長していくのです。

　もしもカウンセラーが「特別な存在」であると思っておられる方がいたら、今一度この本を手に取ってみて下さい。そし

て、少しでもカウンセラーを「身近な存在」に感じてもらえた
ら、苦しみを一人で抱え込まず相談に来て下さい。いつでも
待っています。

　本書を通じて、今苦しんでおられる1人でも多くの方が、カ
ウンセラーを「特別な存在」ではなく「話し相手」「相談相手」
と感じ、カウンセリングへの「一歩」を踏み出せることを心か
ら願っています。

　本書を執筆するにあたってはクライエントから、「先生、私
たちの事例を使って下さい。全国で苦しんでいる、アスペル
ガー症候群、ADHD、カサンドラ症候群に陥ってしまわれた
方々を一人でも多く助けて下さい」「先生、本を出して下さ
い。手引書として皆さんに伝えて下さい」と言っていただきま
した。恩師からも研究したこと、臨床で得た知識を本にしなさ
いと背中を押していただきました。

　「頑張りなさい」と支えて下さり、専門的分野からアドバイ
スを下さった岡山大学名誉教授・環太平洋大学名誉教授三谷惠
一先生、早稲田大学名誉教授近江幸治先生、早稲田大学教授井
原成男先生に感謝申し上げます。また、執筆にあたり、データ
を提供して下さったクライエントのみなさま、株式会社エテル
ノ久遠メンタルカウンセリングのスタッフ、提携先法律事務
所、弁護士法人早稲田大学リーガル・クリニック、弁護士法人
タウン＆シティ法律事務所、なないろ法律事務所、藤尾法律事
務所の諸先生方、イラストを描いて下さった瀬戸沙織氏、構成
を手伝って下さった中村和博氏、鈴木華玲亜氏、本書の出版を

快くお引き受け頂いた株式会社成文堂の阿部成一社長、丁寧な編集作業をしていただいた編集部小林等氏へ、心から感謝申し上げます。

　　2020年2月14日

久遠ナオミ

参考文献一覧

・青木省三・村上伸治（責任編集）（2011）「成人期の広汎性発達障害　専門医のための精神科臨床リュミエール23」　中山書店

・アメリカ精神医学会（髙橋三郎・大野裕〔訳〕）（2002）「DSM-Ⅳ-TR　精神疾患の診断・統計マニュアル」　医学書院

・アメリカ精神医学会（髙橋三郎・大野裕〔監訳〕）（2015）「DSM-Ⅴ-TR　精神疾患の診断・統計マニュアル」　医学書院

・石井京子（2010）「発達障害の人の就活ノート」　弘文堂

・井原成男（2008）「子育てカウンセリング「育てなおし」の発達心理学」　福村出版

・井原成男（2009）「ウィニコットと移行対象の発達心理学」　福村出版

・上野一彦・市川宏伸（2013）「図解 よくわかる大人のアスペルガー症候群」　ナツメ社

・小野浩一（2005）「行動の基礎──豊かな人間理解のために」　培風館

・カトリン・ベントリー（室﨑育美〔訳〕）（2008）「一緒にいてもひとり──アスペルガーの結婚がうまくいくために──」　東京書籍

・河合俊雄・田中康裕（編）（2013）「大人の発達障害の見立てと心理療法」　創元社

・木下康仁（2003）「グラウンデッド・セオリー・アプローチの実践──質的研究への誘い」　弘文堂

・木下康仁（2005）「分野別実戦編　グラウンデッド・セオリー・アプローチ」　弘文堂

・木下康仁（2007）「ライブ講義 M-GTA ——実践的質的研究法　修正版グラウンデッド・セオリー・アプローチのすべて」　弘文堂

・キャリル・マグブライド（江口泰子〔訳〕）（2012）「毒になる母親——自己愛マザーに苦しむ娘たちの告白」　飛鳥新社

・ケリー・マクゴニガル（2014）「図解でわかる　スタンフォードの自分を変える教室」　大和書房

・小林隆児（2016）「発達障碍の精神療法——あまのじゃくと関係発達臨床」　創元社

・齊藤万比古（編）（2016）「注意欠如・多動症 -ADHD- の診断・治療ガイドライン［第4版］」　じほう

・榊原洋一・高山恵子（2013）「図解よくわかる　大人の ADHD」　ナツメ社

・司馬理英子（2015）「大人の発達障害 アスペルガー症候群・ADHD シーン別解決ブック」　主婦の友社

・澁井展子（2017）「乳児期の親と子の絆をめぐって——しあわせな人を育てるために」　彩流社

・下山晴彦・中島義文（2016）「公認心理師必携 精神医療・臨床心理の知識と技法」　医学書院

・杉山登志郎（2011）「発達障害のいま」　講談社

・杉山登志郎（2018）「子育てで一番大切なこと——愛着形成と発達障害」　講談社

・関口靖広（2013）「教育研究のための質的研究法講座」　北大

　路書房

・田中康雄・木村順（監修）（2013）「これでわかる　自閉症と
　　アスペルガー症候群」　成美堂出版

・友田明美・藤澤玲子（2018）「虐待が脳を変える　脳科学者
　　からのメッセージ」　新曜社

・中嶌洋（2015）「初学者のための質的研究26の教え」　医学書
　　院

・中山和彦・小野和哉（2010）「図解よくわかる大人の発達障
　　害──発達障害を考える・心をつなぐ」　ナツメ社

・西尾和美（1998）「アダルト・チルドレン　癒しのワークブッ
　　ク──本当の自分を取りもどす16の方法」　学陽書房

・日本精神神経学会（監修）、高橋三郎・大野裕（翻訳）（2014）
　　「DSM-5精神疾患の診断・統計マニュアル」　医学書院

・二本柳覚（編著）（2016）「これならわかる〈スッキリ図解〉
　　障害者差別解消法」　翔泳社

・根ヶ山光一（2002）「発達行動学の視座──〈個〉の自立発
　　達の人間科学的探究」　金子書房

・野波ツナ（2012）「旦那さんはアスペルガー──しあわせの
　　さがし方」　コスミック出版

・野波ツナ（2015）「旦那さんはアスペルガー　奥さんはカサン
　　ドラ」　コスミック出版

・野波ツナ（2015）「旦那さんはアスペルガー　アスペルガーと
　　カサンドラ」　コスミック出版

・野波ツナ（2015）「家族のためのアスペルガー症候群とのつ
　　きあい方」　コスミック出版

・備瀬哲弘（2011）「大人のアスペルガー症候群が楽になる本」
　マキノ出版
・弘兼憲史（2007）「知識ゼロからのビジネス整理術」　幻冬舎
・広沢正孝（2010）「成人の高機能広汎性発達障害とアスペル
　ガー症候群──社会に生きる彼らの精神行動特性」　医学
　書院
・舞田竜宣・杉山尚子（2008）「行動分析学マネジメント──
　人と組織を変える方法論」　日本経済新聞出版社
・マクシーン・アストン（テーラー幸恵〔訳〕）（2013）「アス
　ペルガーの男性が女性について知っておきたいこと」　東京
　書籍
・マクシーン・アストン（宮尾益知〔監修〕）（2015）「アスペル
　ガーと愛── ASのパートナーと幸せに生きていくため
　に」　東京書籍
・宮尾益知（2010）「わかって欲しい！大人のアスペルガー症
　候群──社会と家庭での生き方を解消する！正しい理解と
　知識」　日東書院本社
・宮尾益知（2010）「わかってほしい！大人のアスペルガー症
　候群──社会と家庭での生き方を解消する！正しい理解と
　知識」　日東書院本社
・宮尾益和・滝口のぞみ（2016）「夫がアスペルガーと思った
　とき妻が読む本──誰にもわかってもらえない"カサンド
　ラ症候群"から抜け出す方法」　河出書房新社
・宮岡等・内山登紀夫（2013）「大人の発達障害ってそういう
　ことだったのか」　医学書院

・宮岡等・内山登紀夫（2018）「大人の発達障害ってそういうことだったのか　その後」　医学書院

・盛岡崇（1999）「グラウンデッド・セオリー開発の技法と手順」　医学書院

・山下喜弘（監修）（2015）「大人の発達障害と就労支援・雇用の実務」　日本法令

・米澤好史（2018）「やさしくわかる！愛着障害──理解を深め、支援の基本を押さえる」　ほんの森出版

・ラッセル・A・バークレー、クリスティン・M・ベントン（山藤奈穂子〔訳〕）（2015）「大人の ADHD ワークブック」　星和書店

・ルディ・シモン（牧野恵〔訳〕）（2010）「アスペルガーのパートナーのいる女性が知っておくべき22の心得」　スペクトラム出版社

・（2007）「「精神科治療学」選定論文集〈アスペルガー症候群〉論文集」　星和書店

・（2007）「「精神科治療学」選定論文集〈ADHD（注意欠陥／多動性障害）関連〉論文集」　星和書店

著者紹介

久遠ナオミ（くおん なおみ）

心理カウンセラー・マリーガルカウンセラー

　早稲田大学卒業。エテルノ久遠メンタルカウンセリング代表。日本心理学会会員、日本小児精神神経学会会員、LCMメンタルケア学術学会会員、全国心理業連合会会員。

　法律事務所勤務時代に、各案件の相談やカウンセリングを弁護士と共に行っている中で、一見論理的に見える法律の世界においても、現実の紛争には論理では割り切れない人間の心理があることを知り、心理的な面から苦しんでいる人達を支えたいと思いカウンセラーの道へ。

　エテルノ久遠メンタルカウンセリング（旧名：メンタルカウンセリングサロンエテルノ）を開設し、カウンセラーとして心理カウンセリングを行う傍ら、法律を学んだ経験を活かし、提携先の法律事務所で統括を務める。また、更なる専門的知識を習得するため、所属学会や大学での講義に積極的に参加。

　現在は、提携先法律事務所での統括としての業務を終了し、カウンセリング業務に専念。自身の知識を活かし、マリーガルカウンセラー（法律的な知識も習得したカウンセラーの意）として日々カウンセリング業務に携わっている。

あなたとわたしの境界線
——自分の人生を生きる——

2020 年 3 月 20 日　初版第 1 刷発行

著　者	久　遠　ナ オ ミ
発 行 者	阿　部　成　一

〒162-0041　東京都新宿区早稲田鶴巻町514番地

発 行 所　　株式会社　成 文 堂

電話 03(3203)9201（代）　Fax 03(3203)9206
http://www.seibundoh.co.jp

印刷・製本　藤原印刷

定価(本体1600円+税)